社会不安障害を学び

# 緊張しない自分になる

JN062298

ゆうき ゆう

日本能率協会マネジメントセンター

# はじめに

　仕事での転職や異動、プライベートでの習い事など、新しい環境に身を置くとき、多くの人は緊張することでしょう。「人間関係はうまくいくだろうか……」「仕事ができないと思われないだろうか……」など、不安に思うはずです。こうした不安症状が強く出てしまうことを精神医学の世界では「社会不安障害」と呼んでいます。

　この「社会不安障害」の中には、電話を極度に恐れてしまう「電話恐怖」や、だれかと対面するときに手や体が震えてしまう「振戦恐怖」などがあります。

　とくに日本人は「恥」の文化が根づいており、シャイな人が多いため、これまであまり知られてこなかったという背景もあります。

　しかし、仕事でもプライベートでも人前に出る場面は多くあり、たとえば、大事な商談やプレゼンなどがあったとき、

恥ずかしさや緊張により本気を出せなかったら、それまでの準備も水泡に帰してしまいます。

　こうした経験が積み重なっていくと、自分の人生に悪影響を及ぼすため、どこかでその流れを断ち切らなければならないのです。

　そこで本書では「社会不安障害」への理解を深め、緩和や克服するための方法を紹介していきます。
　この本を読むことで、皆さんが実り多き人生を歩むことを切に願います。

監修　ゆうき ゆう

## CONTENTS　社会不安障害を学び　緊張しない自分になる

## STEP 4　あなたがだれかの緊張を緩和したいなら

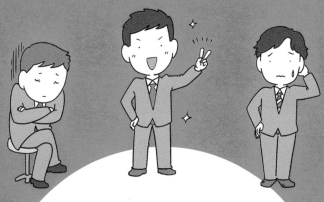

# STEP 1

## 社会不安障害を知る

人前に出ると緊張してしまう、まったく慣れない、と感じている人は多いはず。それはもしかしたらあなたが社会不安障害を患っている可能性があるかもしれません。

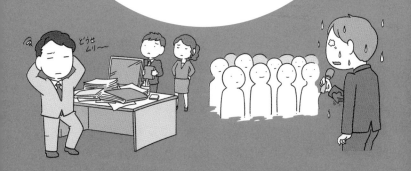

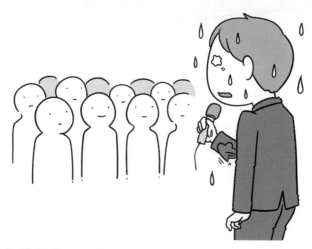

## 人と接触することに
## 不安を感じる心の病

「社会不安障害」とは、あまり聞き慣れない言葉かもしれません。かつては「対人恐怖症」と呼ばれていた精神疾患の1つです。

だれでも、人の前に出ると緊張してドキドキしたり、汗をかいたりするものですが、**必要以上に不安を覚え、恐怖心が強くなり、日常生活にも影響をおよぼしてしまうのが「社会不安障害」という病気**です。人前に出るときや人と接触するとき、コミュニケーションをとるときなどに強い不安を感じることが多く「恥ずかしい」「みんなが自分を見ている」と思うとさらに不安が募り、いつもなら問題なくこなせることが急にできなくなってしまうこともあります。場合によっては、大きな不安感に耐えきれなくて、人との接触その

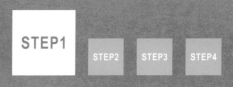

ものを避けてしまうという症状も起こります。

　では、なぜ人間は、不安や緊張を抱えると身体に変化があらわれるのでしょうか。それは、**自律神経の１つである交感神経が活発になるから**と考えられています。だれにでも起こることではありますが、症状には個人差があります。顔が真っ赤になったり、大量の汗をかいたりと大きな変化があらわれる人もいれば、まったく緊張などしていないように見えるのに、実は心の中に不安を抱えている、という人もいるのです。

## 日本人の0.7％が罹患
## 発症年齢は10～20代

　前述のように、かつては「対人恐怖症」と呼ばれたこの病も、各国で研究が進むにつれ、しだいに「Social Phobia（社交恐怖）」や「Social Anxiety Disorder（社会不安障害）」と呼ばれるようになり、日本でもこれに合わせて社会不安障害と呼ばれるようになりました。さまざまな症状があらわれることから、赤面恐怖症、視線恐怖症、脇見恐怖症といった病名で診断される場合もあります。

　ある研究では、**日本人の0.7％にあたる人がこの社会不安障害を持っている**ことがわかっています。これは決して少ない数字ではありません。また、発症する年齢は**10代半ばから20代前半**が多く、ちょうど思春期と重なります。子どものころから、単なる恥ずかしがりや、引っ込み思案の性格と片づけられていたことが、実は心の病だった、という症例も少なくないのが現状です。

## 周囲の人が気づき
## 治療することが大切

　10代半ばから20代前半に社会不安障害を発症することが多いということは、小学生、中学生の時点でこの病にかかっている可能性もあるということです。自我が目覚める年齢になり、思春期を迎えると、だれでも他人の目が気になったり、家族や友人との関係に敏感になったりするもの。その時期に「自分が他人にどう思われているか」「どう見られているか」といった大きな不安を抱え、過剰な緊張状態に身が置かれることによって、その後の成長においても問題が生じる場合があるのです。

　そこで大切なのは、STEP 4でもお話しますが、家族や友人、学校の先生といった周囲の人が気づいてあげることです。発症年齢が若いとつい「思春期だから恥ずかしがっているだけ」とか「こういう性格だからしかたがない。そのうち大人になるはず」と思い込み、心の病であることを見逃してしまう場合があります。本人も「人前が苦手なことは自分の欠点」だと思い込んだり「精神力が弱いからダメなんだ」と自分を否定している可能性もあります。

　さらに問題なのは、何年にもわたって社会不安障害を放置することで、うつ病や依存症といったほかの病を発症してしまうことです。これらの病は、自殺や引きこもりを誘引するきっかけにもなりかねません。**社会不安障害は治すことができる病気であることを多くの人が認識して、苦しそうな人、つらそうな人に手を差し伸べることが大切**なのです。

　もちろん、社会不安障害は若い人だけが発症するものではありま

## 社会不安障害を放置するとほかの病が……

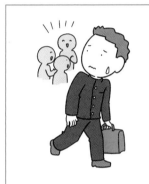

社会不安障害を放置するとほかの
病が……

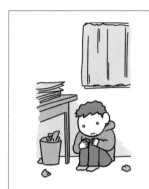

うつ病や引きこもりなど、ほかの
心の病を併発する恐れが。自殺の
きっかけにもなりかねない

せん。大人になってから症状があらわれる場合もあります。人とのコミュニケーションが苦手、周囲の人に見られている気がして不安、だれにも会いたくない、といった心のつらさを感じたら、ためらわずに受診してみましょう。

---

POINT

# 治療することで治る心の病
# 自分の欠点だと思い込まない!

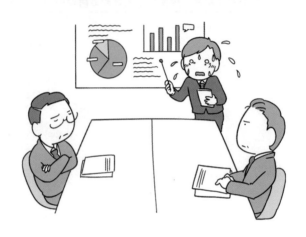

## 人前に出るとあらわれる
## 強烈な苦手意識

　ここでは、社会不安障害がどのようなシーンで、どのような症状となってあらわれるのかを解説します。

　最も代表的なのは、**人前で話をするシーン**です。会議やプレゼンといった複数の人の前ばかりでなく、接客や挨拶など1対1のコミュニケーションにも強烈な苦手意識を感じます。また、セミナーなどで1人ずつ意見を求められたりするシーンでも過剰に緊張してしまいます。さらに、ちょっとしたおしゃべりが苦手という人もいます。ルーティーンとなっている連絡や会話をすることには負担を感じなくても、話すことが決まっていないフリートークの場面になると、なにを話せば良いのかわからなくなってしまうのです。

STEP1 STEP2 STEP3 STEP4

　こうした状況であらわれるのは、顔が真っ赤になったり、汗をかいたりといった症状です。さらに、頭が真っ白になって話すべきことを忘れてしまい、会話中の受け答えがしどろもどろになったりすることもあります。

　こういった苦しい経験を繰り返すことで「また顔が赤くなったらどうしよう」「汗をかいているのを見られたら恥ずかしい」「うまく話さないと笑われる、嫌われる」といった**ネガティブな感情が蓄積されて、人前に出るのが怖い、緊張する、だれにも会いたくないといった恐怖心と不安感に支配されてしまいます**。それによって友人と疎遠になったり、恋人やパートナーとのコミュニケーションも苦痛に感じるようになり、しだいに孤独になるのです。そこからさらに、うつ病や引きこもりなどの心の病に進行するケースも少なくありません。

　例の1つとして「書痙」と呼ばれる手が震える症状があります。これは、人前で文字を書こうとすると手が震えてきれいに書けなくなる症状です。

　たとえば、会議中にホワイトボードに文字を書いたり、結婚式やパーティーの受付で名前を書くときにこうした症状があらわれます。ほかにも、初対面の人との名刺交換やお茶出し、会食などで箸やカトラリーを持つ手が震えてしまう場合もあります。最近では、人が見ているところではパソコンの操作ができなくなるといった症状も増えてきました。いずれの場合も、**人が見ているところだけで起こり、1人のときにはあらわれない**のが特徴です。

## 視線恐怖、電話恐怖など
## さまざまな症状があらわれる

　自分に向けられている他人の視線が耐えられないという人もいます。周囲の人が自分を見ていると思うと極度に緊張してしまい、目が合わないように顔をそむけてしまうので、相手には不快に思われてしまうということもよく起こります。こうしたことがきっかけで人間関係に亀裂が生じたり、仕事や日常生活に影響をおよぼす場合もあります。

　また、自分は他人にどのように見えているのか、言動や服装は奇妙に思われていないか、笑われているのではないか、嫌われているのではないかと不安感に襲われることもあります。パーティーやイベントなどたくさんの人が集まる場面で、1人きりでいるところを他人に見られたくないという人もいます。「あの人には仲間がいないから1人なんだ」「だれにも相手にしてもらえない人なんだ」と思われているような気がしてしまうのです。

　いずれの場合も、実際には周囲の人はなんとも思っていないのに、自分に悪意の視線が向けられていると思い込んでしまうのが社会不安障害の特徴の1つです。

　このように、**他人の視線に極度な違和感と嫌悪感を感じることは、社会不安障害の中でも「視線恐怖」**と呼ばれています。このほかにも、電話をかけているところを人に見られたくない「**電話恐怖**」や、体臭や口臭が気づかれているのではないかと気になってしまう「**自己臭恐怖**」など、さまざまな症例がありますが、人によってはそれらが同時にあらわれることもあるのです。

## 社会不安障害のさまざまな例

### ■対人不安
他人と接するときに不安を感じる

### ■赤面恐怖
人前で顔が赤くなることに恐怖を感じる

### ■スピーチ恐怖
大勢の人の前で話すことに恐怖を感じる

### ■電話恐怖
電話の内容を他人に聞かれるのが怖い。また、電話の相手に恐怖を感じる

### ■会食恐怖
会食の場での食事を見られることに恐怖を感じる

### ■視線恐怖
自分に向けられている他人の視線に恐怖を感じる

### ■振戦恐怖
人前に出ると手や身体が震え、それに気づかれることに恐怖を感じる

### ■腹鳴恐怖
自分のお腹の音が他人に聞かれることが怖い

### ■排尿恐怖
公共のトイレなどで、他人がそばにいると排尿できない

### ■書痙
人前で文字を書こうとすると手が震えてきれいに書けない

### ■発汗恐怖
自分が汗をかいていることを他人に知られることが怖い

### ■自己臭恐怖
自分の体臭や口臭が気づかれているのではないかと不安になる

## 上昇志向が強い人ほど
## ネガティブ感情に支配される

　仕事でのクライアントに向けてのプレゼンや、会議での司会進行、初対面の人への営業トークなど、ビジネスの場では緊張するシーンがたくさん訪れます。どれほど精神力が強い人でも「うまく話せなかったらどうしよう……」「失敗したら会社の損失になってしまうかも……」と、不安な気持ちになるものです。

　社会不安障害の人は、こうした緊張感や不安感、恐怖心をより一層強く感じており、前述したようなさまざまな症状があらわれ、日常生活にも影響をおよぼしてしまいます。多くの場合、自分が緊張していること、不安になっていることを相手に気づかれ、ダメな人間だと思われる、嫌われるとネガティブな展開ばかりを想像し、さらに不安感が大きくなるのです。

　実は、こうした悪循環の裏に隠れているのは「しっかり仕事をこなしたい」「良い結果を残したい」「できる人と思われたい」といったポジティブな感情です。つまり、**責任感があり、上昇志向が強く、まじめで完璧主義の人ほど、失敗したときのことを考え過ぎてしまう傾向があります**。成功を望むポジティブな感情が、結果的に不安感や恐怖心といったネガティブな感情を引き起こしているといえるのです。

　また、幼少期に人前で失敗したり、笑われたり、怒られたり、ばかにされるなどのネガティブな経験があると、それが引き金となって社会不安障害を発症する場合もあります。大人になってそのネガティブな経験と同じようなシチュエーションに遭遇したとき、過去

に味わった不安感や恐怖心を繰り返し思い出してしまい、自分自身にストレスをかけている可能性もあると考えられているのです。

**ネガティブな感情の裏にあるポジティブな感情**

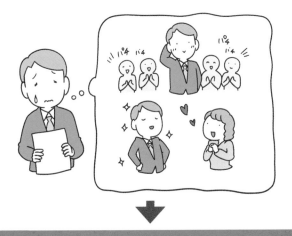

「できる人、すごい人と思われたい」「仕事を成功させたい」
という強い気持ちがある人ほど、失敗したときのことを
考え過ぎる傾向に

**POINT**

# 強烈な不安感や恐怖心は
# 人との接触によって生まれる

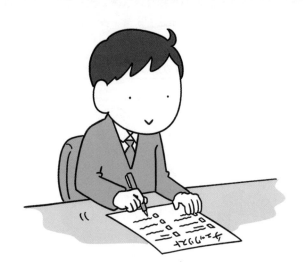

## まずは自分の状況を知ることからはじめる

　Part01 の最後でもお話したように、社会不安障害は治せる病気として知られています。その方法としては、薬物療法や認知行動療法がよくあげられますが、社会不安障害を克服する前に、まずは自分が社会不安障害を持っているのか、また、持っていたとしてどのようなレベルなのかを知ることからはじめましょう。

　右のページに社会不安障害のレベルをチェックする質問があるので、自分にとって「まったく不安に感じない」ものは0点、「少し不安を感じる」ものは1点、「不安を感じる」ものには2点、「とても不安に感じる」ものには3点という風に点数をつけましょう。

STEP1

STEP2 STEP3 STEP4

## 社会不安障害のレベルをチェック

| 質　　　　　問 | 回　答 |
| --- | --- |
| 人前で電話をかける | |
| 少人数のグループの活動に参加する | |
| お店などの公共の場で食事をする | |
| お店などでだれかと一緒にお酒を飲む | |
| お店で購入したものを返品する | |
| 目上の人と話をする | |
| 大勢の人の前で話をする | |
| 大勢の人から注目を浴びる | |
| パーティーなど人の集まる催しに参加する | |
| パーティーなど人の集まる催しを開催する | |
| だれかに見られている状態で仕事や勉強をする | |
| だれかに見られている状態で字を書く | |
| ほかのだれかが待っている場所に入っていく | |
| 面識のない人と話をする | |
| 面識のない人の意見に反対する | |
| 面識のない人と目を合わせる | |
| 面識のない人に電話をかける | |
| 面識のない人と会う | |
| 用を足すために公衆トイレを使用する | |
| 会議の場で自分の意見を伝える | |
| 試験を受ける | |
| 仲の良い人の前でなにかを報告する | |
| だれかを遊びなどに誘う | |
| しつこいセールスマンの提案を断る | |

※判定は次のページにあります

## セルフチェックの
## 判定

　セルフチェックの結果はいかがだったでしょうか。「まったく不安に感じない」から「とても不安に感じる」まで、それぞれ点数をつけてもらいましたが、以下のようにその合計点で社会不安障害のレベルをチェックすることができます。

- **0～15点：正常**
- **16～25点：境界域**
- **26～44点：中等度**
- **45点以上：重度**

　0～15点の人は、社会不安障害の疑いはほとんどないと言って良いでしょう。多少の不安要素があるとしても、気の持ちようなどですぐに改善できるはずです。

　16～25点の境界域、26～44点の中等度だった人は、正常な人よりも不安を強く感じていたり、日常生活に支障は出ていないものの、人づきあいや仕事などの場面で苦痛を感じているのかもしれません。しかし、自分なりの対策法は身につけているので、ネガティブな感情を発散することができているかもしれません。

　45点以上の重度に当てはまった人は、人前や社会に出ていくことに対して、強い不安や緊張を感じているはずです。この影響から日常生活にも支障が出ており、働くことができなかったり、社会生活を行うための活動能力が低下している人がいるかもしれません。もし、チェックをして自分が重度の社会不安障害を持っているとわかったなら、すぐに検査などを受ける必要があります。

## 社会不安障害は治せる
## ことを忘れない

　もし先ほどのセルフチェックであまり良くない結果が出たとしても安心してください。社会不安障害は治せる病気です。

　まずは家族や頼れる友人などに相談したり、病院などで検査を受けてみることが大切になります。STEP4でもふれますが、このような周囲の人からのサポートは「ソーシャル・サポート」と呼ばれ、2020年のコロナ禍以降は、大切な人と気軽に会ったりすることが困難になり大変ですが、この有無によって社会不安障害を克服できるか否かも分かれます。

　ほかにも社会不安障害を克服するためのさまざまな方法がありますが、本書では心理学の応用というアプローチの仕方で、克服への道筋をつけられれば幸いです。

　また、社会不安障害は自分にとっての弱みに思うかもしれません。しかし、人と会ったり話したりするのが怖いと感じるのは、幽霊が怖い、雷が怖いといったものと同じこと。いまはつらく厳しいかもしれませんが、社会不安障害を克服して「楽しい！」と思える人生を過ごせるように、ゆっくりと克服していきましょう。

---

**POINT**

# セルフチェックで
# まずは自分を知ろう

# なぜ人を怖く
# 感じてしまうの？

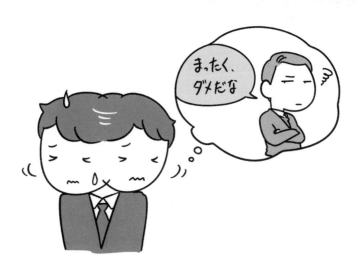

## 社会不安障害を持つ人は
## 脳内でなにが起こっている？

　前述のように、社会不安障害はかつて「対人恐怖症」と呼ばれていました。対人恐怖症は、他人の存在に強烈な怖れを感じ、コミュニケーションがとれなくなる心の状態を言います。医学的には研究が進んでいるものの、発症の原因は解明されていません。しかし、不安感や恐怖心を司る脳内の扁桃体の働きが活発になることで発症することがわかってきました。

　また、心療内科などで処方される抗うつ薬が治療効果をもたらすことから、神経伝達物質のセロトニンが脳内で少なくなっているのではないかとも考えられています。

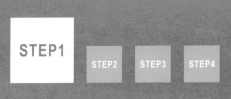

## 不安と緊張がぐるぐる…
## 悪循環を断つことが大切

　医学的な解明が待たれるところではありますが、どういう心の働きが対人恐怖症を引き起こすのかは、ほぼわかってきています。

　対人恐怖症を発症する人の多くは、過去に人前で失敗したり、恥ずかしい思いをしたりといったネガティブな体験をしています。そのときに大きな不安や恐怖を抱いてしまったことで他人とのコミュニケーションが苦手になり、他人と会うと同じことを繰り返すのではないかと想像して、また強烈な不安と緊張を感じてしまいます。

　17ページにもあるように、対人恐怖症になりやすい人は自分をよく見せたいという完璧主義者的な性質を持っている場合が多いので、不安と緊張を他人に気づかれたくないと思い、隠そうとします。こんな自分はばかにされる、ダメな人間だと思われる、嫌われるなどと、過剰なほどに思い込んでしまう傾向があるのです。そうした思いはますます不安と緊張を増大させ、他人との接触をさらに苦痛に感じるようになり、コミュニケーションできなくなるという悪循環を引き起こしてしまうのです。

　こうした状態が長期間続くことは、対人恐怖症のみならず、うつ病や引きこもりなどのきっかけになるとも考えられています。大切なのは、**他人との接触によって起こる不安や緊張を緩和し、悪循環を絶つこと**です。対人恐怖症の人は、医師とのやりとりも苦手とするため、医療機関の受診を避けてしまう傾向があります。つらい状態が長期化する前に、専門家に相談することも忘れてはいけません。

## 不安や緊張をやわらげる
## ちょっとしたコツ

　ここからは、不安や緊張を緩和する具体的な方法を紹介していきます。コツは、考え方を少しだけ変えて、他人とコミュニケーションを取ることに自分自身を慣らしていくことです。

　対人恐怖症の人は、**自分の姿が他人にどのように映っているかがとても気になってしまう自意識過剰の状態になっていることが多い**もの。

　ここで気づいてほしいのが「他人はそれほど自分のことを見ていない」ということです。自分の不安や緊張が相手に伝わっていると感じるのは、実は単なる思い込み。もしそう見えていたとしても、それに対して他人はなんとも思っていないのです。

　関西大学の遠藤由美教授は、次のような実験を行いました。ある人に人前で話をさせて、その緊張が聞く人にどれくらい伝わったかを調査したのです。結果は、話をした人はとても緊張していたのに、聞く人は「あまり緊張していないようだ」と感じたというのです。

　もし、近いうちにプレゼンなどの人前に出る機会があれば、この実験を思い出してみてください。そして、プレゼンの冒頭で「緊張していてすいません！」とか「人前で話すことは苦手ですがお聞きください」などと言ってみると、自分の気持ちがラクになると同時に、聞く側も笑顔になってその場の空気が一気になごみます。失敗しても大丈夫。もう一度やり直せばまったく問題はありません。

　面接などの場でも、緊張してしまうときは素直に「緊張しています」と伝えると良いと聞いたことはないでしょうか。大事なのは流暢に話すことではなく、どう伝えるかです。

　また、顔を合わせて会話することが苦手なら、無理に話そうとせず、まずは相手の話をよく聞くことに集中してみましょう。笑顔で相づちをうつだけでも相手は話しやすくなり、あなたとのコミュニケーションを楽しいと感じてくれるはずです。

　**一番大切なのは、他人とのコミュニケーションがうまくいった、と思えるような成功体験を少しずつ積み重ねていくことです。**それがいつしか自信となり、不安や緊張が軽減していきます。

## 人への恐怖を緩和するコツ

### ①深呼吸や瞑想をする

不安や緊張は呼吸を浅くすると言われますが、深呼吸すると気分が安定します。呼吸法を取り入れた瞑想もおすすめです

### ②相手の話をしっかり聞く

話をするのが苦手なら、相手の話を聞くことに意識を向けましょう。聞こうとする態度に、相手も心を開いてくれるはずです

### ③「うまくやらなくちゃ」と思わない

たとえ失敗したとしても、やり直せば良いだけ。そう思うことで不安や緊張がほぐれ、人前でも自分らしくいられるようになります

### ④自信を持ち自己肯定感を上げる

自分はダメな人間だと思い込んでいませんか？良いところや頑張ってきたことなどを見つめ直し、自分を認めることで自信を持てます

## 不快感やストレスから
## 自分を守る「防衛機制」

　人前に出ると汗をかいたり、顔が赤くなったり、手や身体が震えたりする社会不安障害は、同時に腹痛や吐き気などを引き起こす場合もあります。心理学の世界では、**大きな不安や過剰な緊張から起こるこうした体調の変化は、「防衛機制」の1つ**だと考えられています。

　この防衛機制とは、嫌なことが起こったり、精神的に強いストレスがかかったりしたときに、無意識のうちに不快な気持ちやネガティブな感情から逃げて、精神の安定を保ち、自分を守ろうとする心の働きです。

　子どものころ「学校に行きたくない！」と思うと、本当に頭やお腹が痛くなったという経験はないでしょうか。これは、自分が嫌なこと、負担に感じること、ストレスから逃れようとする心の防衛本能なのです。そのあと、晩ごはんのころにはすっかり元気になっていたりと、嫌なことやストレスが自分の周りからなくなると、体調の変化もおさまることがほとんどです。

　人とのコミュニケーションが苦痛な人は、

**「強いストレスを感じる」＝「体調が悪くなる」**

　という形で防衛機制が働いている可能性があります。また、スムーズに会話ができないことで自分に自信が持てない人は、防衛機制が働いて相手が理解できないような専門知識をひけらかしたり、相手の反応を無視して一方的に話してしまったりという状況にもなりがちです。そんな傾向がある人は、**信頼できる仕事仲間や友人に対人恐怖症を抱えていることをカミングアウトして、サポートをお願いし**

**ておく**と良いでしょう。もし、防衛機制の症状が出たときには「大丈夫？　落ち着こう」などとやさしく声をかけてもらうようにするのです。自分の心の状態を理解してくれる人がいることは、安心にもつながります。ぜひ試してみてください。

---

**防衛機制にはいくつものパターンがある**

---

### ①合理化して自分を正当化

自分にとって都合の悪いことが起きたときに「時間がなかったのだからしかたがない」などと、自分を納得させる理由を見つけて正当化する

### ②本当の欲求を抑圧

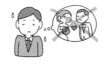

自分の欲求は実現できない、満たすことはできないと信じ込み、無意識のうちに抑えこんでしまう。心の中でわだかまりとなってストレスになることも

### ③代償によって満たす欲求

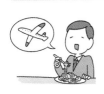

本当の欲求が満たされないときに、代わりのもので自分を満足させようとすること。海外旅行に行けないのでイタリア料理を食べに行くなど

### ④困難な現実からの逃避

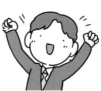

上司に怒られている最中にいつのまにか眠くなってしまうなど、自分の身に起こっている困難な現実から無意識に逃避しようとする

---

POINT

# 防衛機制をコントロールして対人恐怖症とうまくつき合う

# PART 05

# 社会不安障害の基本的な治療法

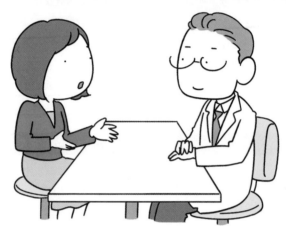

## オーソドックスな薬物療法

PART04 の最初でも少しふれましたが、社会不安障害を治療するうえでよく用いられる治療法としては、薬物療法があります。

使用される薬の種類としては、SSRI（選択的セロトニン再取り込み阻害薬）や抗不安薬などの抗うつ剤が有効とされていますが、再発率が高い、依存性があるなどのデメリットも存在します。薬が手軽だからといって、飲みすぎてしまっては、効きすぎてしまうという弊害も起こります。

社会不安障害を克服するうえで大切なのは、本人の「治したい」という強い意志です。また、薬だけに頼らずさまざまなアプローチで克服を目指すと良いでしょう。

社会不安障害においては、薬物療法と並行してそのほかの治療法

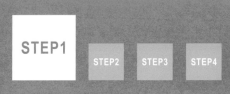

を実践することが大切だと言われています。その中には認知療法と論理療法というものがあります。

　まず認知療法は、アメリカの精神科医、アーロン・ベックが考案したうつ病を克服するための治療法。もともと社会不安障害はうつ病とも関連性が高いため、認知療法は社会不安障害の治療法としても有効だと言われています。

## 認知療法を用いた
## 社会不安障害克服の取り組み

　人は過去の失敗や、それがもとで怒られたりなどした出来事がきっかけで「自分はダメな人間だ……」とか「うまくいくはずがない」といったネガティブな考えを持ちます。こうした思考を自動思考と呼び、主に以下のようなことが生じます。

- 選択的抽出　　　：出来事の否定的な部分にのみ目が向く
- 独断的推論　　　：思い込みによる判断をしてしまう
- 過度の一般化　　：ある出来事を不当に一般化する
- 過大視と過少視：悪い出来事を過大に評価、
　　　　　　　　　　良い出来事は過少に評価する
- 自己関連づけ　　：関係のないことを、自分に結びつけてしまう
- 二分的な思考　　：物事を白か黒でしか見られない

　認知療法では、このような否定的な自動思考を把握して、それを異なる方向へ脱却させようとします。言い換えれば、**だれかがネガティブな考えを持っていたら、カウンセリングなどを行うことで、**

**ポジティブな考えに変換させる**というものです。

　たとえば、会議などの多くの人が集まる場所でうまく話せず、ミスをしたと思い込んでいる人がいる場合、まずは話を聞くことでその人がどのような感情を抱いているのかを把握します。その後、否定的な考えを好転させる声がけを行うのです。

　効果的な声がけの例としては以下の図の通りで、本人が陥っている否定的な自動思考を断ち切ることが目的となります。

## 認知療法で肯定的な思考に変換

### 出来事

会議の場でうまく話せず落ち込んでいる

▼

### 否定的自動思考

「自分には能力がない、評価も下がっただろう」と自分を否定してしまう（過度の一般化）

▼

### 認知療法を行う

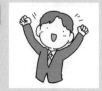

「人間ならだれでもミスはするし、あなたに能力がないから話せないわけではない。話しにくい雰囲気や聞き手の姿勢に問題があったのかもしれないよ」という声がけで、肯定的な思考へ変換させる

## ネガティブな感情を根本から断つ
## 論理療法

　一方で、アメリカの臨床心理学者アルバート・エリスが提唱した論理療法では、**ある出来事に対する非合理的な思い込みが、不安や緊張などを生み出す原因になると考え、その思い込みを合理的にする**ことを目標としています。

　また、その方法としては「ABCDE理論」というものが用いられますが、その要素は以下の通りです。

**A：出来事や逆境（Adversity）**

**B：信念体系（Beliefs）**

**C：結果（Consequences）**

**D：反論（Disputing）**

**E：効果（Effects）**

　まず、Aの「出来事や逆境」では、ネガティブな感情を抱くことになった具体的な出来事をあげます。30ページの例と同じケースでいえば「会議の場でうまく話せなかった」という事実があげられるのです。

　次にBの「信念体系」では、その出来事に関して持っている思い込みをはっきりとさせます。うまく話せなかったことにより、評価が下がってしまうのでは、という根拠のない思い込みがここではあげられるでしょう。

　また、Cの「結果」では、この出来事によってどのような感情を抱いているのか、どのような行動をとるのかを明らかにします。たとえば「人前でうまく話せず情けない」とか「もう失敗したくない

から人前に出たくない」といったものです。

　自分の考えが明らかになったら、Dの「反論」で、感じた思い込みが誤りであることを自覚し、建設的な思考に切り替えます。今回の例だと「たった一度、うまく話せなかったとしても評価が著しく下がるはずがない」といったものです。

　最後にEの「効果」です。マイナスな思い込みに対して反論したことにより、これまでとは違った考え方が生まれます。「今回はうまく話せなかったけど、次は頑張ろう！」などのポジティブな思考を持てるはずです。

## 「べき思考」を持つ人は 思い込みを持ちやすい

　論理療法では、ネガティブな思い込みをポジティブな思考に変換する、という方法が用いられますが、アルバート・エリスによれば、このような思い込みをしやすい人には「べき思考」を持っている人が多いとしています。こうした「べき思考」は本人の意思とは無関係に行動を抑制し、生きづらい人生にしてしまい、ストレスをためてしまうばかりです。自分も周囲の人もロボットではなく、意思を持った個人。人それぞれに考えがあり、コントロールすることなどできません。

　もし、あなたがこうした思い込みにより苦しんでいるのであれば、次のページにある「ABCDE理論」を自分の経験に当てはめることで、ネガティブな感情の原因となる、思い込みによるストレスから心を解き放ちましょう。

## 「ABCDE理論」を用いて思い込みを打ち消す

### A：どんなことがあったか

### B：思い込みはないか

### C：どのような気持ちになったか

### D：思い込みへの反論

### E：反論したことで気持ちに変化

POINT

# ネガティブ感情を抱く前に
# だれかに相談しよう

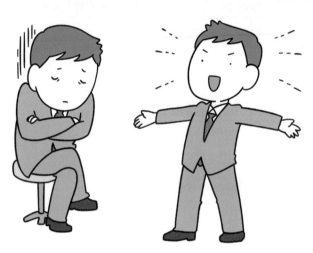

## 姿勢を見れば
## そのときの心の状態が見える

　他人とコミュニケーションをとるときに、不安になったり緊張してしまったりする社会不安障害。自分が不安や緊張に押し潰されそうになっているのをみんなは気づいているのではないか、あざけ笑っているのではないかと思い込んでしまうと、さらにコミュニケーションが苦手になってしまいます。

　そんな悪循環のスパイラルに陥らないようにするために、自分の身体の状況や行動を見極めて、心のコントロールをしてみましょう。人間の身体はとても精密にできていて、ちょっとした心の動きが手足や目の動き、行動にあらわれます。

　社会不安障害の症状が見られたときには、自分を俯瞰で見つめて

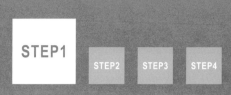

みましょう。心がどんな状態にあるのかが客観的に判断できるように
なっていきます。

## オープンポジションで
## 緊張感をやわらげる

不安や緊張を感じているときの自分の姿勢をイメージしてみてく
ださい。もしかすると、腕を組んだり、脚を組んだりしていません
か?

心理学の世界では、このように腕や脚を組んでいるときは、無意
識のうちに相手に対して壁をつくっている状態だと考えます。これ
は不安や緊張、さらに警戒や拒絶の気持ちがあるときに、自分を守
ろうとするためです。

この姿勢は「クローズポジション」と呼ばれています。腕組み、
脚組みをしていなくても、猫背になってうつむき加減になり、身体
が縮こまったりするのも当てはまります。

反対に、腕や脚を開いている状態を「オープンポジション」と呼
びます。心を開き、おだやかな気分でリラックスしているときには、
腕も脚も開いていることが多いと言われているのです。

この法則を自分の心のコントロールにも活用してみましょう。**人
前で不安や緊張を感じたときには、腕を開いて「ふぅっ」と深呼吸
してみましょう。**胸いっぱいに新鮮な空気を取り込むと、緊張がほ
どけていくはずです。自信も芽生えて、人前でのスピーチや、仕事
先でのプレゼンもきっとうまくいくことでしょう。

　あなたのリラックスしている表情は、周囲の人の気持ちまでなごませるものです。その場の空気がおだやかになることで、「失敗しても大丈夫。もう一度トライすればいいさ！」といった余裕も生まれてくるのです。

## 目には感情が宿るもの
## 自分の気持ちも伝わっている

　人間の目にはその人の気持ちがあらわれることがあります。

　もし、他人の視線が気になって仕方がない、というときには勇気を持って周囲の人の目をしっかり確認してみましょう。その目は、敵意のある目でしょうか？　ばかにしている目でしょうか？　おそらくそうではないでしょう。

　プレゼンや商談などのシーンなら、あなたの話を聞きたいという期待の思いが込められたまなざしかもしれません。初対面の取引先との名刺交換でも、敵意むき出しの目ではなく、よっぽどのことがない限りは穏やかなまなざしを向けられるはずです。

　心理学では、**視線を合わせるという行為は「相手に思いを伝えたい」「相手の反応や考えを知りたい」といった、意思の疎通をはかりたいときのサイン**だと考えられています。好意や愛情などを伝えたいときにも視線を合わせようとします。まれに、後ろめたさや敵意がある場合もありますが、そのときは明らかに違う表情を向けてくるので、どんなに鈍感な人でも察知できるはずです。

　では、自分に自信をなくしているとき、あなたはどのような視線を周囲に送っているでしょうか。**相手の目を見ることができずに視線**

**をそらしていれば、自信のなさ、後ろめたさ、不安感などが相手に伝わってしまっています。**視線を下にそらすと、相手に対して恐怖心を持っていることが明らかになってしまいます。そんなあなたに対して、相手も不信感を抱き、その目には疑問や懐疑心が宿るかもしれません。そんな視線を浴びたあなたは当然のごとく萎縮して、ネガティブな感情を抱いてしまうかもしれません。

　大切なのは、まずは**自分から好意の気持ちをこめてアイコンタクトをしてみる**ことです。お互いのアイコンタクトから意思の疎通が生まれ、友好的なコミュニケーションを築くことができ、ひいては人前で緊張しないことにもつながります。視線の重要性は、決して無視することはできないのです。

---

### 視線から読み取る人の心理

| 視線を合わせるときは…… |
| --- |

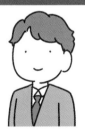

・相手と意思の疎通をはかりたい
・相手に好意を伝えたい
・相手の反応を確認したい
・にらみつけられたらケンカのサイン

| 視線をそらしたときは…… |
| --- |

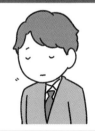

・自信がない
・後ろめたさがある
・恐怖心を抱いている
・相手に関心がない

## 身体のどこかに触れることで
## 安心感を得る

　人の感情や心の動きは、視線だけではなくさまざまな行動にもあらわれます。たとえば、**不安や緊張を感じているときは、無意識のうちに自分の身体の一部に触れていることが多いのです。これを、心理学では「代償行為」と呼んでいます。**

　幼少期には、周囲の大人に甘えたり、頭をなでてもらったり、抱きしめてもらったりすることで不安感や寂しい気持ちを解消しますが、成人に近くなるとそれはできなくなります。その代わりに、不安やさびしさを消し去るために、自分で自分の頭や髪に触れたり、腕や肩に触れたりするのです。

---

**身体に触れて気持ちを落ちつかせる行為**

| 頭や髪に触れる | 腕や上半身に触れる |
|---|---|

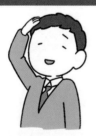

不安や緊張感をしずめたいときに、幼少期に頭をなでられて安心感を得たことのなごりで、無意識に頭や髪を触る

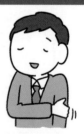

腕や上半身のどこかに触れる行為は、抱きしめることの代償行為と考えられている。女性より男性のほうが効果が高い

　もし、**プレゼンや商談などで人前に出たときに、緊張感が高まった場合には自分の身体に触れてみる**と良いでしょう。人によって触れると落ちつく部位は異なりますが、普段から無意識に触れる部位が自分に落ち着きを与える部位です。

　頭や髪のほかにも、手のひらをこすり合わせてその温かさを自分の肌に伝えると、ギスギスしていた心に平常心がもどってくるような感覚にもなります。自分の手のひらには、自分の心を癒す力があることを思い出してみてください。また、周囲の人に背中をさすってもらったり、手をにぎってもらったりすると安心感を得られる場合があります。

　ビジネスシーンでは中々難しいことなので、帰宅後にパートナーや家族に癒してもらうと良いでしょう。とくに、二の腕に触れられると気持ちが落ち着くので試してみましょう。

　こうした不安や緊張に襲われたときに自分に触れる行為は、男性に多く見られると言われています。女性はメイクをしたり、身だしなみを整えたりすることで自分に触れる機会がありますが、男性はそういった機会が少ないからだと考えられています。心がざわついたらセルフマッサージを実践してみることもおすすめです。

---

**POINT**

## 身体が発するサインに注目！
## 癒しを得る方法を理解しよう

# 思い込みが
# もたらす怖さ

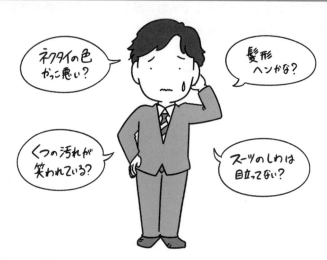

## だれでも持っている
## 適度な「自意識」

　他人から自分はどう思われているか、どう見られているかはだれでも気になるところです。多くの人は「ま、気にしてもしかたがない」と思えるのですが、社会不安障害の場合は、過剰なまでに気にしてしまうことがあります。こうした状態を、一般的に「**自意識過剰**」と呼んでいます。

　「自意識（自己意識）」とは、心理学では自分自身に意識を向けることを言います。自意識は、社会生活を送るうえでは必要なものです。人との接触の中で生きていかなくてはいけない私たちは、他人の評価から逃れることはできないからです。身だしなみを整えたり、おしゃれしたり、良い会社に入ろう、注目される人になろうという

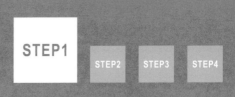

モチベーションは、適度な自意識の中から生まれているものなのです。

　しかし、この自意識が過剰になってしまうと、自分の身なりや言動、場合によっては性格や人生そのものまでが他人にどう思われているかが気になり、ネガティブな感情のスパイラルに陥ってしまうことがあります。人によっては、小耳にはさんだ噂話や悪口に対して「自分のことを言われている」と思い込むことがあるのです。

　たとえば、食事の約束をしていた友人から、予定を直前にキャンセルされただけで「嫌われているのかも」と心配になったり、通りすがりの人がちょっと笑っただけで「服が似合っていないのかも」と不安になることが頻繁に起こります。

　こうした状態は、自分自身に必要以上にストレスをかけてさらに苦しくなってしまうため、気をつけなくてはいけません。大切なのは**「他人はそれほど自分に意識を向けていない」**という現実を思い出すことです。見られているというのは思い込みに過ぎません。

　約束を直前でキャンセルされるのは、ただ単に都合が悪くなっただけ。通りすがりに笑った人は、ほかにおもしろいことがあっただけなのです。服装や髪型が決まらなかったとしてもなんの影響もないし、だれにも迷惑かけません。**「今日はこんな感じになっちゃったけど、いっか」と気楽に捉えることが、自分自身の心を守ることにもつながる**のです。

　こうした強い自意識の発現は青年期に多く見られ、年齢とともに、しだいに安定していくと考えられています。

## 他人のことを考えすぎて
## 自己評価の低下が起こる

　他人の考え方や発言などに関心を持つことを、心理学では「対人認知欲求」と呼んでいます。他人のことが気になってしかたがないというような対人認知欲求が強い人は、自分に自信を持つことができなくなる「自己評価の低下」が起こってしまうことがあります。

　自己評価が下がってしまうと、自分の考え方を捨ててでも相手に合わせようとするので、対人認知欲求が高くなります。そして不安を感じ「相手に嫌われたくない」「ずっと好かれていたい」と強く願うようになるのです。

　このように自分自身をとことん抑えてでも人に合わせようとすることを「屈辱的同調」と呼びます。屈辱的同調がエスカレートすると、人に嫌われないために、気に入られるためにどうするかといったことばかりに意識が向き、自分の本当の気持ちや考え方を表現することが苦手になってしまいます。

　ここで問題になるのは、これがまったく逆効果となってしまうケース。他人に同調してばかりいると、まわりの人々から「おもしろくない人」「自分の考えがない人」と思われてしまい、嫌われてしまうことがあるのです。

　ビジネスの場でこうしたことが起こってしまうと、チームワークが崩れたり、お互いに信用できなくなったりして大きな問題が生じます。人に嫌われたりすることを避けつづけるあまり、仕事が手につかない、出社できない、会社を辞めるといった最悪のパターンにもなりかねません。

## 自分の考えを大切にして
## 自己評価アップを目指す

　こうした事態を回避するためには、**自己評価を上げていくことが
重要**です。相手のことを考えてばかりで自我をなくしてしまっては、
自分の人生になにも残すことができません。

　自分はどう思うか、どう考えるか、得意なことはなにか、世の中の
ためにできることはなにかなどを見つめ直し「こんな自分、けっこう
良いね！」と思えるようになることが大切なのです。そして結果的に
は、そういう自分のほうが周囲から好かれ、認めてもらえるようにな
るのです。

　「そんなことは中々できない……」と悩んでいるなら、小さなこと
からコツコツとはじめてみましょう。

　たとえば、その日一日でがんばったことを毎日書き出していくだ
けで達成感を得られます。すぐにでも実現できそうな小さな目標を
立てることもおすすめです。

　それらを確実にクリアしていくことで自己評価が高まり、自信を
持つことにもつながっていくのです。

## 「認知の歪み」は
## マイナス思考に陥る危険が

　人と話したり接したりして、緊張しすぎたり、過剰に恥ずかしいと
思ったのであれば、物事をさまざまな角度から見ることが大切です。
「こういうこともあるんだな」「そういう考え方もあるんだな」と広
い視野で捉えることで、心も安定するのです。

　しかし、ときに「これはこうに違いない！」と決めつけ、思い込んでしまうことがあります。心理学では、**こうした偏った心の状態を「認知の歪み」と呼んでいます。**

　物事の考え方や受け取り方が悪い方向へ極端に偏ってしまうと、マイナス思考になりがちです。悪いほうへ悪いほうへと考えが進行してしまい、前向きな考え方ができなくなるので注意しなくてはなりません。

　たとえば、緊張しすぎたせいでプレゼンがうまくできなかったときに「どんなに頑張ってもどうせうまく話せない」と思い込んだり、上司からためになるアドバイスを受けたとしても「本当は期待なんかしていないくせに……」というようにネガティブに捉えてしまうのです。

　こうした心の状態は健康とは言えません。つねにマイナス思考の中にいるので、一歩間違えると自分を傷つけたり、他人を傷つけたりといった事態にもなりかねないのです。

　こうした状態から抜け出すには、さまざまな角度から物事を見たり、親や友人といった信頼できる人の意見を聞いてみると良いでしょう。**自分1人の考えに固執せず、どんなときでも客観的な考え方をしていくことを忘れてはいけません。**

　物事は0か100ではありません。人前でうまく話せなかったとしても次に頑張れば良いし、上司のアドバイスも自分が成長するためのサポートなのです。

　「あ、そうか！」と前向きな考えに気づくことができたときはとても爽快な気分です。こうした経験を1つずつ積み上げて、マイナス思考

からの脱却をはかり、人前で緊張しない自分という理想の達成につなげましょう。

## 認知の歪みから脱却するおすすめ思考

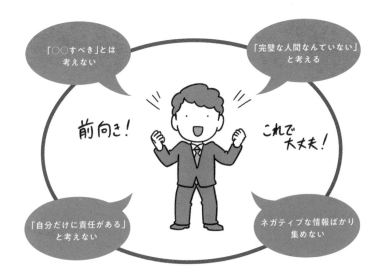

「○○すべき」とは考えない

「完璧な人間なんていない」と考える

前向き！

これで大丈夫！

「自分だけに責任がある」と考えない

ネガティブな情報ばかり集めない

---

POINT

思い込み、考えすぎはダメ
広い視野で考えるクセをつけよう

# 自尊感情の無さが<br>緊張を生む

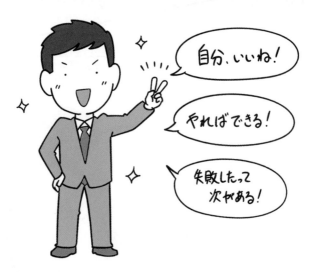

## 親の愛情を受けて育つ<br>自分への自信とプライド

　人前に出たときに緊張したり不安になってしまうのは、自分に自信を持てないことが原因の1つだと考えられています。**自分に対して感じる自信やプライドのことを、心理学では「自尊感情」と呼んでいます。最近では、自己肯定感という言葉で表されることも多くなりました。**

　わかりやすくいうと「自分のことがとても好き！」「自分ならできる！」「自分は価値のある人間だ！」といった自分に対しての肯定的な気持ちです。

　こうした自尊感情は、子どもが親の愛情を受けて身につけていく

ものだと考えられています。褒められたり、叱られたりしながら自分への自信が育っていくのです。それは、大人になってからも幸せだなと思う気持ちや、前向きな考え方に直結し、生きていくエネルギーにもなります。

どんなときでも無条件に自信を持つことができるので、失敗やストレスにも強く、挫折するようなことがあっても「次にがんばればいいさ！」と切り替えることができるのです。

しかし、自尊感情が低いと「自分にはムリ」「やってもうまくいくはずがない」「あの人にはかなわない」などと、考え方も行動も消極的になってしまい、人によっては過剰な劣等感を抱くようにもなってしまいます。「一流企業に勤めているから自分は価値がある」とか「お金があるから人より優れている」のように条件つきで自信やプライドを保とうとし、失敗や挫折にも弱く、ちょっとしたミスでとことん落ち込んでしまうこともあるのです。また、他人をねたんだり、自分より劣っている人を見つけて優越感に浸ろうとする傾向も強くなります。

心理学の研究では、うつ病を発症する人の多くは自尊感情が低いこともわかってきました。心身の健康を保つために大切なのは、まずは自分の価値を自分で認めてあげることです。「どうせムリ」と自分を否定するのではなく、やってみたい、こうなりたいと思うことに取り組んでみるのです。それによって**「やればできるね！」「自分、えらい！」と思える成功体験が増えていき、自分の価値を上げ**ることができるのです。

## 自尊感情をアップする
## ちょっとしたコツ

　前述のように、自尊感情とは自分に対して自信やプライドを持てる自己肯定感のこと。自尊感情が低下している人は社会不安障害の症状を引き起こす可能性があります。自信がない、なにをやってもうまくいかない、他人と比べて落ち込むというような苦しさを抱えていたら、以下のような自尊感情を高めるコツを実践してみてください。

　自尊感情が高まるにつれて、自分がどう見られているかが気にならなくなり、「失敗したって自分は自分！」といった自信が生まれ、他人とのコミュニケーションにも余裕が生まれます。**ポイントは「いける！　大丈夫！」と思える小さな成功体験の積み重ねです。**

### ①自分の良いところを見つける

　自尊感情が低い人の悪いクセは、自分の短所ばかりを見てしまうこと。料理が上手、パソコン入力が早い、整理整頓が得意などどんなことでもOKなので、自分の長所をメモし、思いついたら書き足していくと自分の良いところリストが完成します。

### ②ありがとうと言われることをやってみる

　「ありがとう」は最強の言葉。「ありがとう」と言われるたびに役に立てることが実感できます。同僚の仕事を手伝う、職場の掃除をする、電車の席を譲るなど、気負わずにできることからはじめてみましょう。ボランティア活動に参加することもおすすめです。困っている人をサポートすることで自分の自信もアップします。

### ③褒められたら素直に喜ぶ

　人が褒めてくれているのに「そんなのお世辞だ」と否定していませんか？　褒められたことは素直に受け止め、喜んで良いのです。自分でも気づかなかった「いいねポイント」が見つかるかもしれません。嬉しいと感じる気持ちは、もうちょっとがんばってみようといった次へのステップにもつながります。

④過去の実績を思い出す

　自分はダメだと思い込んでいても、人生を振り返るとけっこう良いことをやってきているものです。やってきたことを書き出してみるだけで、自分の中での自分の印象が変わります。信頼できる人に見せれば、「すごいね！」という反応が返ってくるかもしれません。自分にも他人に自慢できることがあると気づくきっかけになります。

## 自尊感情を上げる4つのポイント

①自分の良いところを見つける

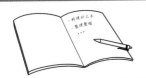

②ありがとうと言われることをやってみる

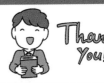

③褒められたら素直に喜ぶ

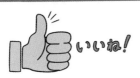

④過去の実績を思い出す

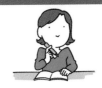

## 自己効力感は
## ポジティブ発想の源

　心理学では自尊感情と同じように、自分ならできると思うことを自己効力感と呼びます。「ちょっと大変かも……」と思うようなことでも、「大丈夫、できる！」と自分で自分に思い込ませることで、達成できるという考え方です。**ネガティブな思い込みは自分にとって悪影響がありますが、こうしたポジティブな発想ができなくなってしまうと、自分はなにも成し遂げることができない人間だ……と劣等感に襲われてしまいます。**

　こうした自己効力感をアップさせるにはどうすれば良いか、次の例をもとに考えてみましょう。

### ①過去の達成感を思い出す

　かつて自分が成し遂げたことを振り返り「あのときもがんばれたのだから今回だって大丈夫！」と自分に思い込ませてモチベーションを上げます。

### ②他人の成功体験から学ぶ

　成功した人の話を見聞きして自分に重ね合わせます。身近な人の体験談はもちろん、スポーツ選手が努力して成功を成し遂げたストーリーなどもおすすめです。

### ③信頼できる人に励ましてもらう

　「君なら成功する！」「あなたはすごい！」などと言葉で直接的に励ましてもらうと、自分に能力があることが確信できて、さらにモチベーションがアップします。

### ④高揚感を味わう

　たとえ根拠がなかったとしても、気分をアップさせれば力が湧きます。趣味の時間やリラックスできる時間をつくることで、ムードを変えると良いでしょう。

　以上の4つの方法を使うことで、自己効力感を上げるとともに、人前でも緊張しないような自信を持ちましょう。

## 自己効力感を引き出すには

**過去の達成感を思い出す**

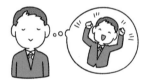

**他人の成功体験から学ぶ**

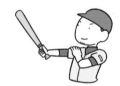

**信頼できる人に励ましてもらう**

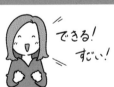

できる！
すごい！

**高揚感を味わう**

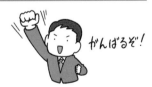

がんばるぞ！

### POINT

# 自分に自信を持つために
# 自尊感情と自己効力感を上げる!

# まずは恐れずに 行動してみる

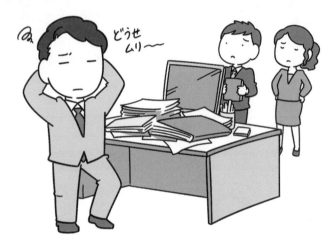

## 失敗したときの言い訳をつくってしまう セルフハンディキャッピング

「どんなに営業してもこんな商品は売れないと思う」「練習しても どうせこのチームは勝てないよ」などと、やる前からネガティブな ことを言ってしまう人がいます。

これは、これから取り組むことのハードルをあえて下げておいて、 失敗したときに大きなショックを受けないようにという心の動きと 言われています。最初からダメだといっておけば、本当にダメだっ たときに「やっぱりそうなると思っていたんだ」と言い訳ができ、 自分が傷つくことも避けられるというわけです。もし成功すれば、 周囲の人から「期待していなかったけどすごいじゃないか！」と、 想定以上の評価をもらえるかもしれませんし、期待しなかったとき

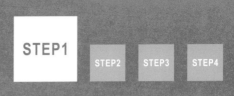

のほうが喜びは倍増します。

　このように、**失敗したときの言い訳を先に考えておくことを、心理学では「セルフハンディキャッピング」と呼んでいます**。入社試験のときに「別に好きな会社じゃないから落ちたってかまわない」という人や、対人恐怖の人が「（僕は話がうまくないし）１人でいてもさびしくないんだよね」などという場合は、セルフハンディキャッピングがクセになっているかもしれません。

　「自分もよく言ってるかも……」と感じたら要注意。心理学では、セルフハンディキャッピングをする人は「達成欲求」が弱いタイプだと分析されているのです。

　達成欲求とは、掲げた目標に向かって頑張ろうとする意欲のこと、この意欲が低下していると、なにごとにも「頑張らなくて良いや」「適当にやっておけば良いでしょ」と考えてしまいがち。達成感を得ることができないので自分自身に対する評価が低くなり、自信も持てなくなってしまう可能性があるのです。

　自分に自信を持ちたいと思ったら努力することも必要です。目標を決めてそれに向かって努力し、結果を出せたときの達成感は間違いなく自分を成長させてくれます。

　実現不可能な目標を決めるより、がんばればきっとうまくいくと思える目標が良いでしょう。終業時間までに仕事を終わらせる、ダイエットして３キロ痩せる、今年中に本を10冊読むなど、仕事や日常生活の中でコツコツ努力することでクリアできることがおすすめです。

## 成功しちゃったら困る？
## 「成功恐怖理論」

　人の心の動きの１つに「成功するのが怖い」「成功しちゃったらその後が大変かも……」と考える「成功恐怖理論」があります。成功はだれもが望むものと思いがちですが、そうではないという人も意外と多く存在するのです。

　成功するのが怖い理由は、成功を手にするまでの苦労やストレスを想像してしまう、成功してしまったら失うものがあるのではないか、生活が変わってしまうのではないかと心配してしまう、などがあると考えられています。こうした心理は「成功回避傾向」と呼ばれています。そんな大変な苦労をするのならいまのままで良いと、チャレンジする前からあきらめてしまう心の動きです。

---

### 成功恐怖理論に見る「成功したら困ること」

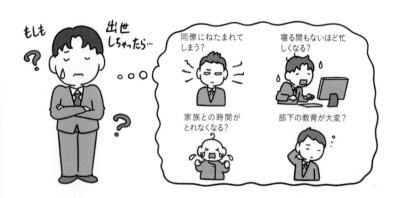

もしも？
出世しちゃったら…

同僚にねたまれてしまう？

寝る間もないほど忙しくなる？

家族との時間がとれなくなる？

部下の教育が大変？

## 怖いと思う気持ちを乗り越えて
## まずは行動してみる

　社会不安障害を抱えている人は、こうした成功恐怖理論や成功回避傾向が当てはまる場合があります。たとえば「プレゼンがうまくいって良い評価を得たとしても、次回のハードルが高くなって大変だな……」というようなことです。

　もし現状を変えたいと思うなら、怖いと思う気持ちをほんの少し乗り越えて、動き出してみましょう。自分の中に、**こうなったら良いな、こんな自分になれたら良いなと思うことがあれば、それに向かって行動してみる**のです。

　社会不安障害を克服し、人前で緊張せずに話せるようになりたいと思ったら、まずは1人を相手に練習してみるのです。だんだん人数を増やしていけば、いつのまにか大勢の人の前で話せるようになっているでしょう。

　自分はかっこ悪いと思われているような気がしていたけれど、流行のヘアスタイルに変えて出社したら意外にも評判が良かった、ということもよくあることです。

　ほんの少しでも勇気を出して新しいことにトライしてみると、いままでとは違った展開があなたをきっと待っています。大切なのは、先のことまで考え過ぎず、自分を信じて行動し、いまを楽しんでみることです。

　その結果、もし成功に結びついたら、そのときは大いに喜びましょう。助けてくれた人、一緒にがんばってくれた人と喜びをわかちあえたら、これほど幸せなことはありません。

## 潜在能力を刺激する
## アファメーション

　もし「**成功が怖いと思う気持ちを乗り越えることが少し難しい……**」と思う人は、「**アファメーション**」という心理テクニックを使ってみましょう。

　アファメーションとは、目標とすることや、描いている理想、こうなりたいという夢や願望を言葉にして表現することです。たとえば、「自分はヒット商品をつくる！」「自分は売上を前年比2倍にする！」「自分は新築の一戸建てを買う！」「自分はフルマラソンを走る！」など、仕事やプライベートでの希望はもちろん、「自分は恵まれない子どもたちを助ける！」とか「自分はコロナウイルスを撃退する！」といった大きな夢でも良いでしょう。自分が強く望んでいることを言葉にして表現するのです。

　こうした自分にとっての夢や願望は、周囲の人に宣言しても良いし、一人言のようにつぶやいてもかまいません。また、ノートに書き出しても良いでしょう。

　このときに大切なのは、ポジティブな気持ちで、絶対に成し遂げるという強い気持ちを持つことです。また、「自分は……」「僕は……」「私は……」というように、一人称で言うことも忘れてはいけません。こうすることにより、自分自身の潜在能力が刺激され、夢や理想を現実のものにしていく力がつくと言われているのです。

　自分にとってふさわしくないことや、自分の気持ちと矛盾してしまうこと、他人の気持ちに左右されていることなどは効果がないと考えられています。

| アファメーションのコツ | |
|---|---|
| **①現在形にする** | **②ポジティブな言葉にする** |
| ○ 自分は○○をする<br>✕ 自分は○○になりたい | ○ 僕はダイエットに成功する<br>✕ 僕は甘いものを食べない |
| **③短い言葉にする** | **④自分が望むことを実現すると信じる** |
| ○ 私は社長になる<br>✕ 私は5年後までに商社をつくって…… | ○ 僕は家業を継ぐ<br>✕ （親の希望だから）僕は家業を継ぐ |

　ここまでは、社会不安障害とはどんなものか、それを克服するコツはなにか、ネガティブな思い込みをしたり、自尊感情が低いことで自信がなくなり、人前でも緊張しないための自信が持てなくなる、ということについて紹介しました。

　本来、社会不安障害は医薬療法を用いて克服することが多いですが、それだけでかならず克服できるとは限りません。STEP2からは心理学の概念を用いながら、人前で緊張しない方法や、考えの持ちようなどを紹介していきます。

---

POINT

# 「怖い」という気持ちは
# アファメーションで乗り越える

# 社会不安障害を持つ人は
# 超有能な人材？

社会不安障害を持つ人は自分のことを責めたり、能力がないからと無力感を抱きがちです。しかし、悲観的になる必要はありません。社会不安障害を持っている人のみが持つ長所があるのです。

たとえば、感受性が豊かであること。積極的に人前へ出ていくことは難しいかもしれませんが、他人のことを一歩引いたところから観察することができます。そのため、他人の心情を敏感に感じ取ることができる共感力を持っています。

また、職務遂行能力が高い点もあげられます。社会不安障害を持つ人は、困難に耐え、我慢することが得意なことが多く、仕事を任せられたとしても1人でやりぬく力を持っています。さらに仕事の出来が悪いというわけでもなく、責任感が強いために丁寧な仕事をする傾向が

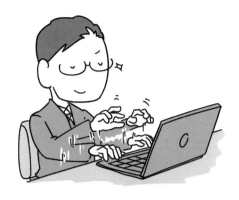

あります。対人能力は低くとも、その丁寧な仕事により高い評価を受けられる、ということです。

さらに自分が前に出ていくというより裏方のタイプを好むので、なにかへ奉仕したい、という感情が人一倍強いとされます。社会不安障害の人が、チームなどにいる場合、リーダーとして部下を引っ張っていくというよりも、縁の下の力持ちとして活躍できるのです。

もちろん、本書の目的にもあるように、人前で緊張しないようになれば、今後の人生が現状より楽しくなる可能性もあるはずですが、まずは社会不安障害は悪いものではない、ということを理解しましょう。

STEP2からは社会不安障害を克服しようとする以前に、上手につきあっていくための方法をご紹介していきます。

## STEP 1

# 理解度チェック

- [ ] 社会不安障害は人前に出ることに対して、必要以上に不安や恐怖を覚える症状

- [ ] 「スピーチ恐怖」や「書痙」など、さまざま症状があらわれる

- [ ] 社会不安障害は、責任感が強い人や真面目な人に多い

- [ ] 徐々に人に慣れていくことが大切

- [ ] オーソドックスな治療法には「薬物療法」「認知療法」「論理療法」がある

- [ ] 「ネガティブな思い込み」が人前での不安や緊張を引き起こす

- [ ] 自己効力感を持ち、人前で話すための自信をつける

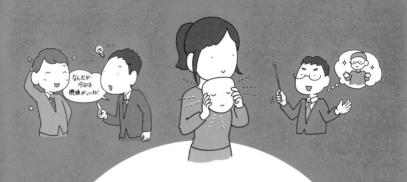

# STEP 2

## 社会不安障害と
## うまくつきあう

社会不安障害は治らない病気ではありません。STEP2では、自分を知り、良い雰囲気をつくりだしたり、自分に自信が持てるようになる方法を紹介します。

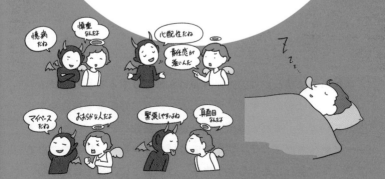

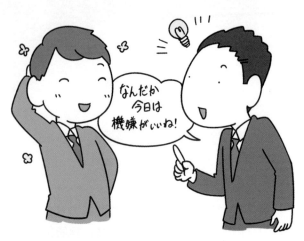

## 気分と考えがリンクする「感情一致効果」

　STEP 1でもお話したように、人に慣れていないことが原因となり緊張してしまうということが多々あります。では、人に慣れるためにはどうすれば良いのでしょうか。ここではそのときの気分で自分の考えが変わるという「感情一致効果」を用いて、人に慣れる方法を紹介します。

　**人は仕事で成功したり、人から褒められたりすることで気持ちがポジティブな状態のときは、会った人に対して好印象を持ちやすいとされています。それとは反対に、仕事で失敗したり、心配事などがあって気持ちがネガティブな方向に傾いていると、相手のこともネガティブに受け止めてしまいます。このように、相手に対してど**

STEP1　**STEP2**　STEP3　STEP4

のような印象を抱くかは、本人の心理状態が深く関わっているので
す。この状態を心理学では「感情一致効果」と言います。

　この「感情一致効果」は、**ポジティブな気分のときには前向きな
判断をしやすく、ネガティブな気分のときには後ろ向きな判断をし
やすい傾向**があります。いつもなら許せることも、イライラしてい
るときはどうしても許せないという場合は、感情一致効果によるも
のなのです。

## 人前に出る前には
## 気分を上げておく

　人前で緊張しないためにも、この「感情一致効果」を用いて人に
慣れるようにしましょう。方法としては、**だれかに会う前に自分の
気持ちを上げること**があげられます。

　たとえば、上司や同僚に頼み事をする前には、ランチで大好きな
スイーツを一口食べる、旅行やイベントなど楽しかったときのこと
を思い出す、好きな音楽を聴く、などがあります。

　だれかと会う前に気分を上げることができれば、ポジティブな感
情から「感情一致効果」を発揮し、相手を好意的に受け止めること
ができるだけでなく、逆に相手にも好印象を与えることができます。

　**逆に注意したいのはネガティブな感情に引きずられないこと。**上
司からこっぴどく叱られたあとや、仕事が思うように進まずモヤモ
ヤした状態などで人に会ってしまうと、自分も相手も良くない雰囲
気を察して、印象が悪くなります。そんなときは、深呼吸やトイレ

に行くなどして冷静になりましょう。

　もし、自分の上司に怒られてネガティブな感情が芽生えているなら、そのあとに好きな音楽を聴いたり、仕事終わりにおいしい物を食べに行ったりなど、気分転換することで自分の気持ちをフォローすることを忘れてはいけません。

**会議前の緊張を「感情一致効果」でほぐす**

| 会議前 | 会議中 |
|---|---|

不安や緊張がつきものの会議などの前に、音楽を聴くことで、自分自信の気分をあらかじめ上げておく

「感情一致効果」が働き、いつもは恐いはずの上司をあまり気にすることなく、緊張せずにプレゼンができる

## 人の感情は天気にも左右される

　アメリカの心理学者ノーバート・シュワルツが、ミシガン大学の研究チームで電話による調査をしたところ、生活満足度を天気の悪い日に調査した被験者より、晴れている日に調査をした被験者のほうが満足度が高いという研究結果が出たのです。つまり**人の思考は**

**天気からも影響を受ける**ということ。

　こうした思考は繊細すぎて、軌道修正は面倒と思われがちですが、単純に逆手に取れば良いのです。これには日光を浴びることで生成されるセロトニンという成分も関係していますが、これはのちほどご紹介しましょう。

　たとえば、仕事のみならずプライベートで人前に出ることなどがあれば、可能な限り雨や曇りの日は避けて、気分の良い晴れた日に予定を入れるなどです。

　ただし、先ほど紹介した実験には伏線がありました。実験者が質問の前にその日の天気のことについて触れると、多くの被験者は我に返ったように回答を熟考し、結局どちらの被験者も答えにあまり差がなかったのです。

　こうした**無意識の判断は、知らず知らずの間に周囲の人や状況に影響されがち**で、本来の自分の意志まで曲げてしまうことも少なくありません。自分の気分が良いからと言って、いつも恐い雰囲気を身にまとい、会話をしづらい上司が急に優しくなるわけではないです。大切なのは冷静になってこの事実を「あ、影響を受けているな」と自分で気づくことなのです。

---

POINT

# 気分を上げることで
# 緊張しないモチベーションを

# ルーティーンを持ってみる

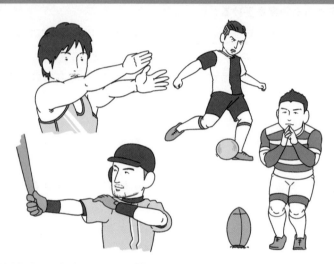

## 習慣化した行動や言葉で
## 安心感を得る

「ルーティーン」という言葉を聞いたことがあるでしょうか。元ラグビー日本代表の五郎丸さんが、トライ後のコンバージョンキックの前に見せた「五郎丸ポーズ」や、元プロ野球選手のイチローさんが、打席に入る前に行うバッティングフォームなどが代表例で、いわゆる**「パターン化された行動」**のことです。

では一体、ルーティーンとはなんのために行っているのでしょうか？　それは練習でも本番でも、そして**場所が変わったとしてもつねに同じ動作を行うことで、リラックスしてできる効果がある**ためです。また、成功の妨げとなるネガティブな思考や行動を防ぎ、不安や緊張を和らげて集中力を高める効果もあると言われています。

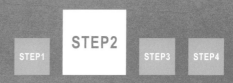

スポーツはもちろん、会議やプレゼンなど、大勢の人の前で話すことは心配や不安が強く出て、極度に緊張しがちです。そのようなときに自分なりのルーティーンを持っていれば、リラックスした状態で臨むことができるかもしれません。

こうしたルーティーンを効果的に取り入れるなら、次の3つが必要だと言われています。

- **いつどのようなルーティーンを取り入れるか決める**
- **自分のものにできるよう毎回繰り返し取り入れる**
- **習慣化、自動化する**

**ルーティーンはとにかく習慣化するのが大切**。普段と異なる行動を取り入れるため、多少の違和感はあるかもしれませんが、本来の目的を忘れずに続けていけば、不安や緊張が緩和されて本来のパフォーマンスができるはずです。

ここでは実際に普段から実行できそうなルーティーンをご紹介します。

**①いつもより少し早起きして散歩をする**

血液や酸素の体内循環が良くなり、集中力や注意力が高まり、創造力も高まります。

**②通勤途中に気持ちが落ち着くような音楽を聴く**

心理状態に合わせて、落ち着く曲や気分が上がる曲を聴いて心の平衡を保つことができます。

**③デスク回りを整理整頓する**

身のまわりをきれいにして、精神的な落ち着きが得られます。

**④会議の前に腹式呼吸をする**

　　酸素が全身にいきわたることで、リラックスできます。

**⑤就寝前に日記をつける**

　　その日1日を振り返れば、失敗の改善案を見つけられます。

　　上記のルーティーンは、いずれにしても習慣化を焦るあまり無理をしてしまうと、それ自体がプレッシャーに代わる可能性もあります。ストレスなく楽しみながらできる自分に合ったルーティーンを見つけましょう。

## 結果を気にせず
## 目の前のことに集中

　　ルーティーンを行ってみたものの、**不安が残っているという人は、意識の持ち方を変えてみましょう。**

　　まずは「結果を気にしない」こと。多くの場合うまくやろうとするほど力が入り、失敗しがちです。そのため、結果はあまり意識せず、最善を尽くすことだけを考えましょう。

　　また「ネガティブなことを口にしない」ことも大切。たとえば「早口でしゃべらない→ゆっくりしゃべろう」「緊張しないように→落ち着いていこう」のように「〜〜しない」というネガティブな言葉をポジティブな言葉に置き換えて使いましょう。

　　こうした取り組みが成功に結びつき、その経験を少しづつ増やしていけば徐々に自信もついていきます。大きな緊張もいずれは心地良い小さな緊張に代わり、やがては人前で話すことに抵抗感がなくなるはずです。

## 日常に活かせるルーティーン

### ネクタイを結び直す

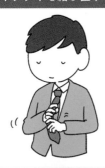

### 冷たい水を飲む

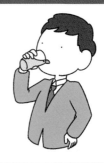

### 音楽を聴く

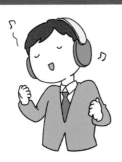

### ストレッチをする

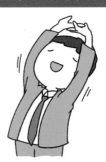

POINT

# ルーティーンで
# 緊張しない習慣をつくる

# 睡眠の習慣から
# 変えてみる

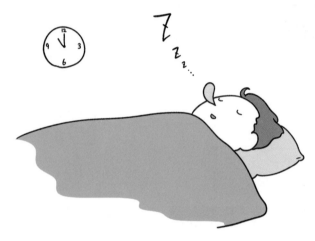

## 睡眠不足を解消して
## 気分を高めるセロトニンを働かせる

　Part 02 でお話したルーティーンとも近いのですが、日々の生活習慣を変えることでも、人前で緊張したりしない状態にすることができます。

　このときに重要になるのは、Part 01 でも少し触れたセロトニンという成分。このセロトニンは気分を前向きにしてくれる効果を持っており、不足してしまうと気分が落ち込んだり、そこから立ち直るのに時間がかかってしまうことがあります。

　このセロトニンは基本的に脳内で再利用されるのですが、それに必要なのは、太陽の光を受けることと、それに伴うリズムの整った生活習慣だと言われています。つまり、**安定した精神状態を保った**

STEP2

STEP1 STEP3 STEP4

めには、昼には積極的に活動し、夜はしっかりと睡眠を取ることが重要になるのです。

　社会不安障害やうつ病になる人は、このセロトニンの働きが悪くなっていると考えられます。もし、あなたが人前で緊張しやすいというのであれば、生活リズムが崩れていないか見直してみましょう。

## 上手な睡眠の
## とり方とは？

　社会不安障害を持つ人の中でも、とくに人前で緊張してしまう人は、セロトニンの働きが悪く、日中にしっかりと覚醒ができていないことが予想されます。さらに、夜になっても寝つきが悪いなどの睡眠障害に陥りやすいと言われています。

　また、うまく睡眠がとれていないと、アドレナリンやノルアドレナリンといった体を一種の興奮状態にする成分も分泌されます。これにより、日中ではつねに緊張や不安に苛まれている状態になります。そうした悪循環を断つためにも、**社会不安障害を持つ人は十分な睡眠を取ることが必要**になります。

　しかし、社会不安障害の人は「大事なプレゼンが翌日に控えている」「営業で他社へ向かわなければならない」といった状況だと、不安や緊張が高まり寝つくことが難しいでしょう。

　もし、自分がそうした睡眠障害に陥っていると感じている場合には、以下のことを踏まえて日常生活を送れば、快適な睡眠を取ることができるかもしれません。

### ①規則正しい生活を送る

　まず当たり前のことですが「規則正しい生活を送る」ことは最重要になります。決まった時間に起きて、決まった時間に食事をして、決まった時間に寝る。そうした整った生活リズムにより、質の良い睡眠ができます。「しっかりと朝食を取る」ことも生活リズムを整えるために必要です。

### ②寝る前の飲食は避ける

　次に「寝る前の飲食は避ける」という点ですが、たとえば寝る前にお酒を飲む人がいますが、眠りに入ったあと3時間以降になると覚醒作用が出てくるため、目が覚めてしまいます。また、寝る前の食事は胃への負担が大きく、すぐに質の良い睡眠が取れない原因となります。

### ③ほど良い昼寝を行う

　さらに「ほど良い昼寝」を行うことは、日中に良いパフォーマンスをするうえで効果的だと言われています。時間としては15〜30分程度が良く、寝すぎてしまうと夜になって眠れなくなる原因になるので気をつけましょう。

### ④ぬるめのお湯にゆっくりつかる

　最後にお風呂は「ぬるめのお湯にゆっくりつかる」と良いです。熱いお風呂だと日中によく働く交感神経が刺激され、寝る前なのに覚醒してしまいます。そのため、ぬるま湯につかって気持ちをリラックスさせましょう。

　紹介した方法はあくまで例ですが、人によって深い眠りにつくための方法はさまざま。自分に合った入眠までの流れを把握しましょう。

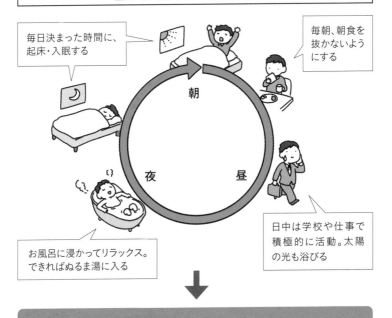

整った生活リズムを心がけよう

毎日決まった時間に、起床・入眠する

毎朝、朝食を抜かないようにする

お風呂に浸かってリラックス。できればぬるま湯に入る

朝

夜

昼

日中は学校や仕事で積極的に活動。太陽の光も浴びる

## 生活リズムを整えて質の良い睡眠を!

## 日中に活動的になる方法は?

生活リズムを整えて質の良い睡眠をとることも大切ですが、そのためにも日中の活動では脳を活性化させることを気にかけなければなりません。

たとえば、次のようなことがあげられます。

#### ①デスクなどの整理整頓を行う

整理整頓や掃除は得意不得意などが分かれるものですが、面倒だと言ってあとまわしにしていると、大脳のうち、思考力を司る前頭葉が怠慢になり、脳の活性化を妨げます。

#### ②自炊に挑戦する

また、普段から料理をしない人は自炊に挑戦すると良いでしょう。献立を考えたり、どのように調理するか、手順を考えるだけでも脳は活性化します。その証拠として、料理人は前頭葉が非常に発達していると言われています。

#### ③人との出会いを避けないようにする

さらに、人との出会いを避けてはなりません。人は知らないだれかと初めて会うことで刺激を受け、同時に脳も活性化します。社会不安障害を持っている人は、緊張してしまうかもしれませんが、脳に良い影響を与えてくれるはずです。

#### ④いろいろな趣味を持つ

最後に新しい趣味を持つのは、初対面の人と会うことと同じく、刺激にあふれている体験です。趣味を持つことで交友関係などが広がるため、人に慣れることにもつながるでしょう。

皆さんは仕事が忙しいときに、睡眠時間が短くなったり、朝食を抜いたりなどで、生活リズムが崩れていませんか？　頑張ることもときには大切ですが、適度な休息は効率の良い活動を支えるので、しっかりと心がけましょう。

## 脳を活性化させる方法

**整理整頓をする**

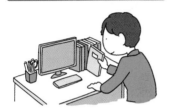

**料理に挑戦する**

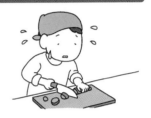

**新しい出会いを体験する**

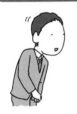
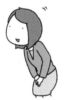

**新しい趣味を持つ**

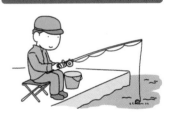

↓

## 脳に刺激を与えて、活性化を促す

### POINT

## 生活リズムを整えて
## つねに万全な精神状態に

# 不安や恐怖を取り除く方法

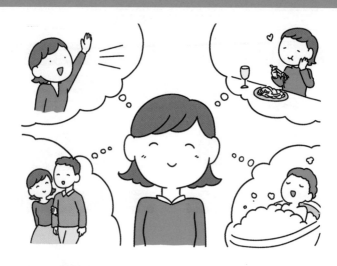

## 体と心の緊張は
## リラックスして解放する

　Part 02 のルーティーンでもお話ししたように、習慣化された動作や仕草は精神の状態をリラックスさせるとともに、集中力がアップされることがわかっています。

　また、**精神の緊張をほぐすことで体の緊張をほぐすこともできる**のです。心理学ではこれを「逆制止」と呼んでいます。

　この「逆制止」を提唱したのは南アフリカ共和国の精神科医のジョセフ・ウォルピ。第二次世界大戦時、彼は軍医として南アフリカからイギリスへと従軍し、戦争のトラウマに苦しみ心を病む多くの兵士を診てきました。そのうえで神経症・恐怖症を治療するために導き出したのが**「緊張とリラックスは両立しない」**ということ。

STEP1 **STEP2** STEP3 STEP4

これは不安や恐怖からくる緊張と対峙したとき、それとは逆のリラックス状態や安心感を得る体験を習慣化することで、不安や恐怖を打ち消すだけでなく、恐怖の対象だった事象からも解放されるというもの。そこで実際に活用する際の代表的な手法には、次の３つの手法があげられます。

## ①主張的反応

まず主張的反応は、自分が感じている恐怖や不安を冷静に主張することで、恐怖や不安感が和らぐこと。基本的に相手が伴うので、相手に対して誠実、対等、率直であり、発言には自己責任を持つことが必要。これにより感じている不安や緊張は解消されることでしょう。

## ②自律訓練法

また、自律的訓練法では、自分の体に暗示をかけるようにし、交感神経と副交感神経のバランスを取ります。専門医の指導の下で行うのがおすすめです。

## ③漸進的筋弛緩法

最後の漸進的筋弛緩法では、体の特定の筋肉に意識をむけながら、意図的に強く緊張させ、一気に力を抜きます。筋肉が緩む感覚をしっかりつかめるよう、緊張と脱力を繰り返します。

いずれの方法にも言えることは、まず自分の状況を正確に判断すること。人前に出るときに肩や首、腕など、筋肉のこわばりを感じるなら、あなたが緊張状態や不安状態にある可能性があります。このような状態には漸進的筋弛緩法が有効です。

## 漸進的筋弛緩法の例

### ①両手

**<方法>**

手のひらを上向きにして両腕を前方に伸ばし、親指を内側にして手を握る

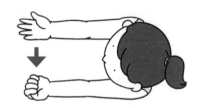

### ②上腕

**<方法>**

こぶしを握って肩に近づけ、力こぶができるように力を入れる

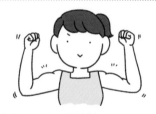

### ③背中

**<方法>**

上腕と同じポーズを取り、肩甲骨を背中中央に寄せるイメージで両腕を外に広げる

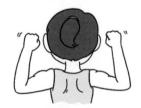

### ④足

**<方法>**

イスに座って両脚を前方に出したまま、つま先を伸ばして脚の裏側（ふくらはぎ側）の筋肉を緊張させる

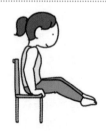

　左ページのような漸進的筋弛緩法では、どの部位についてもまず**「10 秒程度筋肉を緊張させる→ 15 〜 20 秒程度脱力する」を 2 回以上繰り返し、これを 1 日 2 セット以上**行いましょう。

　しかし、いずれも無理は禁物。とくに筋肉を緊張させる場合は痛みを感じるレベルまで行う必要はありません。**「緊張」と「リラックス」を意識し、明確に区別できるようになると効果が上がり、自ら緊張をほぐすことができるようになる**はずです。

## 不安や恐怖を抑え込む
## さまざまな方法

　漸進的筋弛緩法のほかにも、感じた不安や緊張を和らげる方法は多くあります。

　たとえば、場所を選ばず、道具も不要な「呼吸法」は、自らの呼吸に意識を向けることで、自然にリラックスした状態に向かえるものです。これには自然な呼吸を繰り返すやり方と、吸ったり吐いたりのタイミングを、コントロールして行うやり方があります。

　また、ストレスが溜まって不安が高まると、安心感は完全に抑え込まれてしまいます。とくに会議やプレゼンまで時間があとわずかしかないといった場面では、ストレッチなどをすることが難しいでしょう。そんなときにおすすめしたいのが楽しい思い出や成功体験を思い出すこと。

　たとえば「愛するペットとのお出かけ」「友人たちとのランチ会」「子どものころの家族旅行」など、自分にとってホッとするシーンは温かくて幸せな気分になって安心を誘い、不安を抑え込んでくれる

はずです。思い出すだけでOKなので、これなら場所も時間を選ばずに実行できるはず。心理療法ではこうした逆制止法とともに、エクスポージャー法と呼ばれる暴露法やリラクゼーション方法を組み合わせて治療が行われます。

　まずは自分で試してみて、不安を感じたときに一番効果のある体験を思い出すように習慣づけてみましょう。「不安→楽しい思い出→安心」というように、変換することができるようになれば成功です。

## 高所恐怖症の人に逆制止法を用いると……

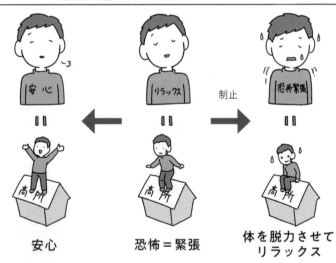

**安心**

**恐怖＝緊張**

**体を脱力させて
リラックス**

安心を得るには逆制止法理論を応用して、リラクゼーション方法＋暴露法（恐怖を段階的に慣れさせていく）＝系統的脱感作法がおすすめ

高所恐怖症の人は、自分が高所にいることを想像するだけで緊張により体がこわばってしまいます

恐怖を感じたらすぐにこわばった体を弛緩させ、リラックスすると恐怖もやわらぎます（＝逆制止法）

## ネガティブな感情は
## まず断ち切ることが先決

　ウォルピは、不安や恐怖にとらわれなくなる反対感情として「リラックスしているとき」「自己主張をしているとき」「性的悦楽」「食べているとき」「ユーモアを感じられるとき」といった感情を上げています。

　もしプレゼンなどで結果を出したいときはランチ会を兼ねたものにしたり、気分転換としてお茶の時間を設けたりするのも有効かもしれません。このように、不安を解消する大きな手助けとなるのは自分自身の気分を上げること。あなたの安心は周囲にも連鎖し、張りつめた状況も穏やかに好転するはずです。

　これまで紹介してきた方法のように、実は**恐怖や不安は比較的簡単に緩和することが可能**です。失敗したときなどのネガティブなシーンは考えず、気持ちを落ち着かせて張りつめた心と体をときほぐすことがポイントです。たとえ失敗しても、それを次に生かせば良いのです。人に迷惑をかけたくないと、1人で抱え込むのもよくありません。ときには**上司や先輩に心情を吐露することで、自分1人ではないんだと安心し、恐怖も半減する**はずです。

---

POINT

# 楽しい思い出には
# 気分を上げる即効性がある

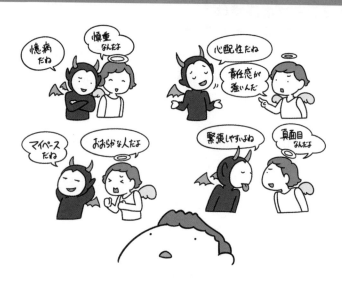

## つらい気持ちは
## 抱え込まないようにする

　Part04 では、不安や恐怖を感じたときの対処法について述べましたが、ここからはつらいという気持ちを感じたときに有効な心理的技法を紹介します。

　社会不安障害を持っている人は、うまくいかないことに絶望してしまい、苦難を乗り越えるための気力も失ってしまっていることでしょう。もしあなたがつらいと感じているのであれば、これから紹介する方法を使って、少しでも気持ちが楽になればうれしいです。

　また、これらの方法は無理に続ける必要もありません。試してみて自分に合っているものがあれば、今後も続けると良いでしょう。

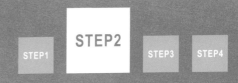

## ポジティブな気持ちを引き出す 「誘導イメージ法」

つらい気持ちから脱却するための方法の1つに「誘導イメージ法」というものがあります。

人前で緊張する人は、会議やプレゼンなどの直前から緊張していることでしょう。「失敗したらどうしよう」「評価が下がってしまったらどうしよう」と気が気ではないはず。それではプレゼンに集中することができません。

そんなときにおすすめなのは「誘導イメージ法」。これは**自らをポジティブなイメージに導き、ネガティブな恐怖や不安などを軽減する方法**です。

たとえば、

- **過去に同じような場面で、うまく話せたときのことを思い出す**
- **堂々とプレゼンできている自分の姿を思い浮かべる**
- **笑顔をつくってみる**
- **楽しい気分になれる体験を思い浮かべる**

などがあげられます。

プレゼンの前には「話をどう組み立てるか」とか「準備をしてきたことを振り返る」など、結局はうまく話すための方法に考えが向きがちです。しかし、緊張した状態だと頭が真っ白になり、練りに練ったはずのプレゼンもうまくまとまりません。そのため、上記の方法を試して、可能な限りリラックスした状態で臨んだほうが、うまくプレゼンできる可能性が高まることでしょう。

## ポジティブな気持ちに
## 取りつかれないように

　「誘導イメージ法」は自分の気持ちをポジティブにさせる方法として非常に有効ですし、よくイメージトレーニングを行うことは大切だとも言われています。

　しかし、こうした成功のイメージを持つことは、気分を良くするのに効果的ではありますが、その実、やる気やパフォーマンスが確実に上がるというわけではありません。

　むしろ、成功のイメージにとらわれてしまい、目標を達成するために必要な努力をしようとする気持ちが失われてしまいます。

　このような現象は「ポジティブ・イリュージョン」と呼ばれており、ポジティブ心理学や社会心理学を研究しているシェリー・タイラー博士によって提唱されました。

　この「ポジティブ・イリュージョン」には以下の3つの領域があると言われています。

・**自己を過大に肯定的に知覚する**
・**自己の将来的な展望を過大に楽観視する**
・**外界に対する自己コントロール力を過剰に高く評価する**

　これら3つは言い換えれば**自分にとって都合の悪いものを、都合の良いものとして解釈してしまう**、ということになります。

　たとえば、自分が会議の場で堂々と話すことができている姿をイメージして「ポジティブ・イリュージョン」が起こると、うまく話せるどころか、首尾良く企画や提案までもが通るのではないか、と考えてしまうのです。

## ネガティブ思考の人が
## 優れている部分

　社会不安障害の人の中には、日常的なストレスからネガティブ思考を持つ人が多いです。しかし、前述したようにポジティブな考えには危険性があるし、どうしたら良いかと考えるかもしれません。しかし、悲観的にならなくても良いです。

　ネガティブな思考は、人から忌み嫌われているようなイメージを持つ人も多いかもしれませんが、実は悪いものではありません。COLUMN01にもある社会不安障害の人に長所があるように、ネガティブ思考の人にも強みがあるのです。

　たとえば、アメリカのクラークソン大学の研究によれば、ネガティブ思考の人はそうでない人よりも、**なにかを選択しなければならない場面でベストな選択をすることができる**、としています。これは前述のように、ポジティブ思考な人は物事を楽観的に捉えるため、熟考することがないからです。

　反対にネガティブ思考の人は失敗を恐れるため、忍耐強く検討を重ねるのです。失敗をすること自体が悪いとは言えませんが、物事を考えるうえでの慎重さについては、ネガティブ思考の人のほうが優れていると言えるでしょう。

　ただし、ネガティブ思考の人が全面的に優れているというわけではありません。ネガティブな感情は健康面にも影響を及ぼしますし、こうした感情は周囲の人々にも伝染してしまうと言われています。

　理解しておきたいのは、どちらもただの言葉でしかない、ということ。悲観的になるより自分らしく生きることが大切なのです。

## つらいという悩みを
## 強みに変えてしまう

　形はどうあれ、人間はそれぞれ**コンプレックスを持っています**。このコンプレックスは「**漠然とした不安**」を伴い、**多くの場合強いストレスになります**。そしてそのストレスが引き金となって、ネガティブな気持ちが集中することになるのです。

　多くの人は、ストレスを抱えながら仕事をしていたとして、やりがいを感じられず、モチベーションも上がらないでしょう。そんな人に共通しているのが自らの「**強みを生かしていない**」ということ。ストレスがあっても、自分の強みを上手に活用して働いている人は、エネルギーに満ち、自分らしさを発揮することができています。

　実は**この強みは、ストレスや困難に直面したときこそ必要になるもの**。ところが、多くの人は自身の強みを理解できていません。自分の欠点や短所については把握できていても、長所や強みについて理解できている人は、意外に少ないのです。

　まずは自分の強みを再確認することです。たとえば以下のことについて自問自答してみましょう。

・**自分の一番好きなところはどこ？**
・**なにをしているときが一番楽しい？**
・**自分らしいと感じるのはどんなとき？**
・**いままで一番達成感を感じたのはどんなとき？**

　どうしても答えが出ない場合は、あなたをよく知る家族や友人に聞いてみましょう。あなたが実力を思う存分発揮しているときや実際に仕事が好調なとき、楽しそうに働いているときなど、第3者の目を通し

て見ると、自分では気づいていない強みが見えてくるものです。

　こうして見出した自分の強みは、どんどん活用していくのが得策。これは心理学で「ストレングス・ユース」と呼ばれ、上手に活用することで「自己肯定感」を形成する効果があることで知られています。

　そもそも**日本人は成長過程であまり褒められる機会が多くなく、それが原因で人の評価を気にしすぎる傾向にあります**。結果的に自己肯定感も低くなり、大事なシーンで、消極的になるのです。

　ではどうしたら自己肯定感を高めることができるのでしょうか？　それは他人に褒めてもらうことです。しかし、褒められることを意識しすぎると、今度は自分を偽ってでも周囲から認められようとし、本来の力を発揮できずに終わってしまいがちです。そこでまずは仕事に活かせるいくつかの強みに合わせて作業を構築し、それを習慣化させましょう。

　多くの場合、人は弱みを克服して強みに変えたり、達成感を次のステップへの原動力にします。皆さんはつらい気持ちを「自分はダメだから」とそのままにしてはいませんか？　それは強みを活かせていないだけかもしれません。また、自分にとってのコンプレックスが強みになることもあるので、悲観的にならないようにしましょう。

POINT

# ネガティブは悪ではない
# 上手に利用することが大切

# ペルソナで
# 不安な感情を
# 受け流す

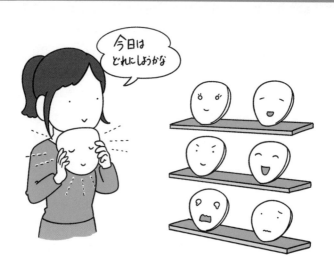

### 別人格になりきり
### 苦手を克復する

「○○会社の部長」という顔、「親」という顔、「父」という顔の
ように、私たちは社会生活の中でいくつかの顔を持っています。そ
して多くの場合、表情が変わることと同じで、シーンに合わせて行
動パターンや態度も変えています。

この考え方を提唱したのはスイスの心理学者カール・グスタフ・
ユング。ユングはこの役割を演じる状態を「ペルソナ（仮面）」と呼び、
**人は複数のペルソナを持っている**としました。

たとえば、上司に接するときと恋人に接するときとでは、だれし
も異なる態度を取るはずです。また、親に「勉強しなさい」などと

STEP2

STEP1　STEP3　STEP4

言われて頭に血がのぼるのも「友だちに接するときの自分」になりきって聞いてみると、素直に受け止められることがあります。

このように、私たちが他人に見せている自分とは、人間の外的側面であり、自分の内側に潜む自分＝「ペルソナ」なのです。

無意識に使っているこの仮面を、**意識的に取り替えることができれば、だれでも別人格を演じることが可能**というのが、ユングの定義なのです。

## それぞれのシーンで
## プロとして切り抜ける

では、実際に日常でペルソナを使う方法をお教えします。ポイントは「自分ではない、別のだれかになる」だけです。

たとえば、理不尽なクレームや横柄な態度で接してくる苦手な取引先の担当者に対しては「クレーム担当のプロのペルソナ」で柔軟に対応。細かいことにまで口を出す上司に対しては「まとめ上手なスーパーバイザーのペルソナ」で、意見を効率よく取り入れて実行する。進行役を務める社内会議では「プロの名司会者のペルソナ」で、緊張せずに臨機応変に会議を進行させる、というようなものです。

このようにペルソナを使って難局を乗り切る手法は「ペルソナ・ペインティング」と呼ばれます。相手と対峙しているのは本来の自分ではない（別のペルソナ）ため、**正面からストレスを受けることがなくなり、平常心を保ちやすくなる**のです。

人前で緊張しやすい人であれば「どんなに困難な手術でも落ち着

いて対処する凄腕のドクター」などを思い浮かべると良いかもしれません。自分にとってつねに冷静でいられるようなイメージを持つと効果的でしょう。

---

**人前での緊張をペルソナで緩和**

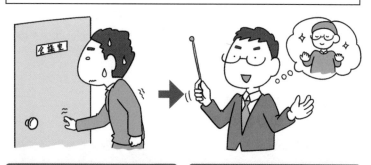

| プレゼンを前に 緊張している状態 | ペルソナ・ペインティングで 「つねに冷静な 凄腕のドクター」になる |

---

　さらにペルソナ・ペインティングは日常生活のさまざまなシーンにも応用できます。たとえば、社会不安障害を持つ人にとってストレスの原因の1つともなる毎日の通勤については「満員電車の調査員」になりきると良いかもしれません。「今日の混み具合は中の上。ストレスレベル3だな」というように、他人事としてやり過ごせば気持ちが切り替えやすくなります。

　また、病院や人気のレストランなどで長時間待たされるような場合には「ナマケモノのようにマイペースな自分」を演じて「私は

10 番目。後ろにはまだ 30 人以上も並んでいる」「今日は待ち時間が少なめだ」「小説が全部読みきれるぞ！」というように考えれば、ストレスをあまり感じることもなく、過ごせるはずです。

　このように、シーンに応じてペルソナを使い分ければ、イライラや不安をその場で解消することができるのです。

## 経験を重ねれば
## 理想の自分に近づける

　このように、ペルソナは即効性のある実践方法の 1 つですが、本来の目的は「こんなに頑張っているのだから、周囲の人から認めてもらいたい」「なぜ私じゃダメなの？」と、**不満とイライラを募らせる自分からの脱却**です。せっかくペルソナで別人になりきっても、考え方が本来の自分のままでは結局意味がないのです。

　ペルソナを効果的に取り入れるには、「私が、私が」という自己中心的な思考から「私たちは」「皆さんが」というように、広い視野で物事を考えることが必要です。現実逃避が目的でこのペルソナを利用しても、しっかりとした解決策になりません。

　しかし、ペルソナの正しい使い方を理解して使いこなせるようになると、自然と対処の仕方が身についてストレスに負けにくくなります。また、心強いペルソナ＝理想の自分に近づきたいという意識から、積極的にコミュニケーションを取ったり、新しいスキルを身につけようという気持ちが芽生えたりもします。

　こんな風にペルソナを使いこなせれば、目の前の不安を解消しつつ、あなた自身を強い人間に変身させることも可能なのです。

## おしゃべり上手な
## ペルソナは最強

　人前で話しをするのが得意という人は、どちらかといえば多くはないかもしれません。すべての視線が自分に集まり、聞き耳を立てているその相手に向かって言葉を発することは、相当の勇気と覚悟が必要です。ある調査によると、**アメリカ人が、最も恐怖に感じることのナンバー１は「パブリック・スピーチ」である**ことがわかりました。意外な結果ですが、自己肯定感が高いと言われている彼らにとっても「人前で話しをする」のは恐るべきことなのです。

　そしてここでも味方になってくれるのは、ペルソナにほかなりません。「人前でも物おじせずに話ができる」「相手を引き込む話術に長けている」ペルソナがあれば、大勢の聴衆を目の前にしても、難なく切り抜けることができるはずです。

## キャラクターを
## 事前に設定しておく

　あらゆるシーンで活用できるペルソナですが、効果を左右する重要なポイントになるのがキャラクターの設定です。キャラクターの設定が曖昧だと効果も弱くなりがち。そのため社会生活で恐怖や不安を感じるシーンをあらかじめ書き出し、そのシーンを乗り切れそうな人物を想像してみましょう。

　それぞれの局面に合ったペルソナをあらかじめ頭の中に刷り込んでおけば、いざという時瞬時に適切なペルソナを選ぶことが可能です。あとは局面を迎えたら頭の中のスイッチをオンして、頼りになる

ペルソナを登場させるだけ。そして乗り切ったらオフにして自分に戻る。こうして乗り越えていく経験を積むことで、いつしかペルソナの登場回数は減り、自分自身で恐怖と不安に打ち勝てるようになるはずです。

**頭の中に最強のペルソナをラインナップ**

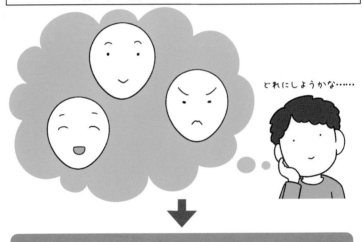

どれにしようかな……

さまざまなシーンで使えるペルソナを準備すれば
困難や逆境に対処できるようになる

POINT

# 緊張する場面には
# ペルソナを用いて対処

# まわりの人を
# 敵だと思っていないですか?

**た**とえば、あなたが会議中にプレゼンしていたり、商談で交渉をしていたとき、相手がまくしたてるように批判を投げかけてきたらどう思いますか?

そのようなとき、相手は自分が嫌いでわざと怒っているのだと思うかもしれません。しかし、そこには相手が自分にとって都合の悪いことをしてきたら、悪意があるように感じてしまう「敵意帰属バイアス」が働いているかもしれません。

相手が敵意をむき出しにしている、とひとたび思ってしまえば、そのあと質の良い仕事や相手との関係性は築けなくなってしまいます。

そうしたバイアスがかからないようにするために、まずは批判をしてきた相手の感情を読み取ることに専念しましょう。Part05の「ポジティブ・イリュージョン」

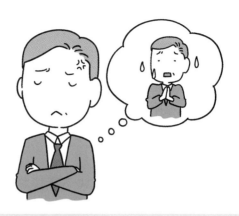

にもあるように拡大解釈はNGですが、たとえば「相手が批判してくるのはより良い成果を出すため」とか「自分を成長させようとしてくれているんだ」という意識の置き換えを行ってみましょう。

それにより「この人は自分のためを思ってくれているんだ」と感じることができ、相手に対してネガティブな感情が出ることはないでしょう。

しかし、たまにこちらの感情を考えず、本当の意味で敵意を見せてくる相手がいることも忘れてはなりません。そうした人に懇切丁寧に対応したとしても、こちらが精神的に疲れてしまいますし、予期せぬトラブルを招くことにつながりかねません。

ときには逃げることも大切です。状況に応じてあなた自身を守るための行動を心がけましょう。

## STEP 2
# 理解度チェック

☐ ミスやトラブルによる不快な経験は
「行動回避」を引き起こしてしまう

☐ 人前に出る前に気分を上げておくと、他人への
不安や恐怖が緩和する

☐ 「ルーティーン」を持つことで
緊張しない習慣づくり

☐ 生活リズムを整えて、規則正しい生活を
送ることが大切

☐ 質の良い睡眠を取ることで、
パフォーマンスが向上する

☐ 不安や緊張を感じたときには「逆制止」や
「漸進的筋弛緩法」を試してみる

☐ 持っている弱みは強みに変換する

☐ 人前に出るときは、ペルソナを用いて乗り切る

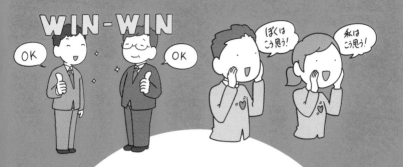

# STEP 3

## コミュニケーション能力を
## 向上させる

社会不安障害を持つ人の中には、上司や同僚
などとの人間関係に悩んでいる人もいるかも
しれません。まずは人に慣れ、スムーズなコ
ミュニケーションを取れるようにしましょう。

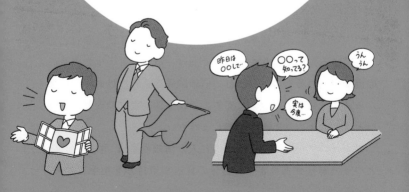

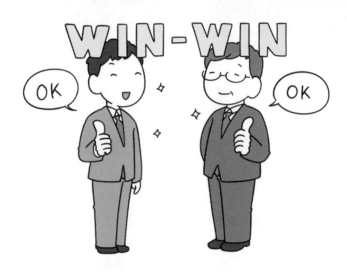

## 良いコミュニケーションは
## お互いが理解し合えるもの

　私たちは、日々多くの人々とかかわり合いながら生きています。社会で生活している限り、他人とのコミュニケーションは避けて通れません。それは、仕事の場においても同じです。仕事は自分1人で完結するものではなく、上司や同僚、取引先といった多くの人との協働で進めるもの。周囲との信頼関係を築けなければ、仕事もスムーズに進められないはずです。では一体、良いコミュニケーションとはどのようなものなのでしょうか。

　コミュニケーションには「人と人が情報や感情、意思を伝え合う」といった意味があります。自分の意志や気持ちを相手に投げかけ、

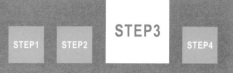

相手がそれを受け取り投げ返す……、そんなキャッチボールのようなやり取りが、コミュニケーションです。

　しかし、なんの目的もないままキャッチボールをしていては、単なるボールの投げ合いになってしまいます。**コミュニケーションでは「自分が伝えたい内容を理解してほしい」「相手の伝えたい内容を理解したい」という目的に向かい、やり取りすることが大切**なのです。お互いが理解し合えたなら、良いコミュニケーションだったといえます。逆に、一方的なやり取りで終わってしまったなら、コミュニケーションは失敗してしまったということです。

## 目指したいのは
## アサーティブなコミュニケーション

　他人とのコミュニケーションでは、お互いを尊重しながら考えや気持ちを伝え合う必要があります。そこで目指したいのが、「アサーティブなコミュニケーション（アサーション）」です。一方で私たちのコミュニケーションは、次の3つのタイプに分けられます。

### ①受身的コミュニケーション＝「私は OK でない、あなたは OK」

　「受身的コミュニケーション」は、自分の主張はせず、結果として相手の主張を受け入れてしまうタイプです。「相手を不愉快にさせたくない」「嫌われたくない」といった気持ちから、自分を後まわしにして相手に譲ることを選択します。一見すると人間関係が円滑になりそうですが、心の中で「本当は仕事を断りたかったのに」と不満をためがちです。その状況が長く続けば、精神的なストレス

を抱え込んでしまいます。

## ②攻撃的コミュニケーション＝「私は OK、あなたは OK でない」

　「攻撃的コミュニケーション」は、攻撃的な態度で自分の意見を押し通そうとするタイプです。自分の意見や考えを相手にしっかり伝えられますが、相手の意見をすべて否定してしまいます。「そちらが折れて当たり前」という態度で接するため、周囲から浮いて孤立しがちです。相手も攻撃的なタイプなら、意見が衝突しケンカになってしまいます。

## ③アサーティブなコミュニケーション＝「私は OK、あなたも OK」

　そして最後が「アサーティブなコミュニケーション」です。このタイプは、相手を尊重しつつ自分の意見もしっかりと主張します。**自分も相手も大切にできるため、Win-Win な関係を構築するコミュニケーションといえる**でしょう。たとえ自分と相手の意見が食い違っても、お互いが歩み寄ることで折り合いをつけられます。

---

### コミュニケーションの3つのタイプ

| ①受身的 コミュニケーション | ②攻撃的 コミュニケーション | ③アサーティブな コミュニケーション |
|---|---|---|
| 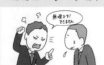 | 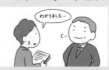 | 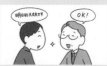 |
| 自分の主張はせず、結果として相手の主張を受け入れてしまうタイプ。自分を後回しにするため、精神的なストレスを抱え込みやすい | 攻撃的な態度で自分の意見を押し通そうとするタイプ。相手の意見を真っ向から否定するため、周囲から浮いて孤立してしまう | 相手を尊重しつつ、自分の意見もしっかりと主張するタイプ。自分も相手も大切にできるため、Win-Win な関係を構築できる |

## アサーションに大切な
## ４つの柱

　アサーティブなコミュニケーションには、「**誠実**」「**率直**」「**対等**」「**自己責任**」といった４つの柱があります。より良いコミュニケーションを目指すためにも、この４つの柱をしっかりと理解しておきましょう。

　「誠実」は、自分にも相手にも誠実であることです。相手と信頼関係を築くには、相手だけでなく自分にも嘘をついてはいけません。まずは、自分の気持ちに正直になり、相手と誠実に向き合う姿勢が大切です。

　次に、自分の考えや気持ちを「率直」に伝えることが求められます。遠回しな言い方では、あなたの主張は相手に伝わらないかもしれません。ただし「できません」「無理です」などと自分の感情だけを優先すると、相手には攻撃的に聞こえてしまいます。相手の感情を尊重しつつ、自分の考えや気持ちを率直に伝えましょう。

　また、相手と「対等」に接することも重要です。必要以上にオドオドしたり、卑屈になったりする必要はありません。立場や役割に違いがあっても、私たちは同じ人間です。だれに対してもフラットな態度で接することが、自分と相手を尊重することにつながります。

　最後に大切なのが、自己責任です。どんな言葉を使い、どんな態度で接するかは、自分の意志で決まります。相手から強要されるものではありません。「嫌だな」と思ったら、適切な表現で自分の気持ちを伝えましょう。自分の望むような結果にならなくても、あなたの気持ちは多少なりとも相手に伝わります。

社会不安障害により、他人とのコミュニケーションが苦手だと感じている場合、アサーティブではなく、受身的コミュニケーションで自分の意見を通せずにいることが多いはず。この4つの柱を意識することで、自然とアサーティブな言葉や態度を示せるようになるはずです。

## アサーションに必要な4つの柱

### ①誠実であること

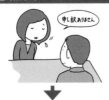

相手と信頼関係を築くには、相手にも自分にも嘘をついてはいけない。自分の気持ちに正直になり、相手と誠実に向き合う

### ②率直であること

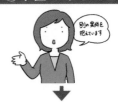

遠回しな言い方では、自分の主張は相手に伝わりにくい。相手の感情を尊重しつつ、自分の考えや気持ちを率直に伝える

### ③対等であること

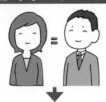

必要以上にオドオドしたり、卑屈になったりする必要はない。だれに対してもフラットな態度で接する

### ④自分の言動に責任を持つこと

どんな言葉を使い、どんな態度で接するかは、自分の意志で決める。言いにくい内容でも、適切に自分の気持ちを伝える

## アサーションなら
## 仕事も上手に断れる

　人前で恥ずかしいと感じるのであればアサーティブなコミュニケーションを心がけたいところですが、これは**自分に余裕がない状況で仕事を断りたいときなどにも役に立ちます。**

　たとえば、新しい仕事や雑務を急に頼まれたとき、自分の仕事で手一杯のときは、できれば断りたいはず。しかし、断り切れずに仕事を引き受けてばかりでは、心身に悪影響を及ぼしかねません。

　そのときに役立つのがアサーティブなコミュニケーション。まずは、依頼を断ることに対して心から謝罪します（誠実）。それから、自分の置かれている状況を相手に伝えるのです。たとえば「明日の朝が期限の案件Aを抱えています（率直）。そのため本日中の提出は難しいです（対等）」と客観的に説明。さらに「案件Aの後であれば取りかかれますが、いかがでしょうか？」と可能な範囲で代案を例示（自己責任）することで、相手に寄り添う姿勢も示せます。

　このように、アサーティブなコミュニケーションを取れれば、角を立てることなく上手に仕事を断れるでしょう。

POINT

# アサーションを用いて
# 周囲との良い関係性を構築

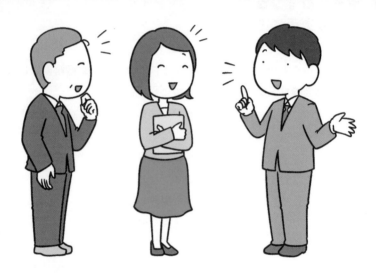

## 会う回数を増やして
## 相手に慣れよう

　初めて会う人と話すときは、だれでも緊張するもの。しかし、仲の良い友人や家族であれば、緊張することはほとんどありませんよね。毎日のように会っている相手となら、緊張することなく自然と話せるものです。

　人は、**顔を合わせる回数が多いほど、その人に対して好感を抱きやすい傾向**にあります。これは人に限らず、商品や音楽、香りといったものに対しても同じです。たとえば、同じテレビ CM を何度も見かけているうちに、その商品や音楽に親近感を覚えたことはないでしょうか。

104

このように、繰り返し接触することで人や物への好感度が高まる心理を「単純接触の原理」と言います。この原理は、アメリカの心理学者ロバート・ザイアンス博士が提唱したもので、彼の名前から「ザイアンス効果」とも呼ばれます。

## 顔を合わせる回数で好感度が変わる

### ■初対面の人

**警戒する**

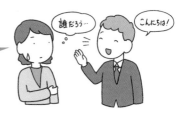

相手がどんな人かわからないため、初対面の人には警戒心を抱く

### ■面識のある人

**安心する**

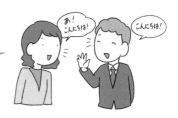

相手がどんな人か多少はわかるため、面識のある人には安心感を抱く

### ■良く知っている人

**好感を抱く**

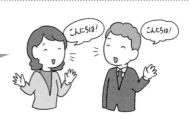

相手のことをよく知っているため、親しみを覚え好感を抱く

## ある教師が行った
## ゴミ袋男の実験

　人はよく見るものに好感を抱く。この現象を証明するために、ザイアンス博士は、ある教師が行った面白い実験を紹介しています。それが「ゴミ袋男の実験」です。

　とある教師は、頭からゴミ袋をかぶった男性を、毎週決まった曜日の講義に出席させました。これにより学生がどのような反応を示すか調べるためです。学生は当初、「怖い」「気持ち悪い」と恐怖を感じ、だれもゴミ袋男に近寄りませんでした。しかし、しばらくすると学生たちはゴミ袋男に興味を示しはじめます。しだいにゴミ袋男に話しかける学生があらわれ、そして最後には両者の間に友情が芽生えたのです。

　ザイアンス博士は、このエピソードから「人や物を何度も見ることで好意が生まれるのではないか」と考えます。しかし、これだけでは「単純接触で好意が生まれた」とは言い切れませんでした。そのためザイアンス博士は、外国語や顔写真を用いた実験を続けて**「よく見るものに好意を抱く」という理論を証明**したのです。

## 相手に慣れるには
## まずは挨拶から

　「単純接触の原理」は「まわりの人々から好感を持ってもらいたい」といったときにも効果的です。

　「人前で話すと緊張してしまう」という人は、緊張していることを相手に悟られないようにするあまり、隠そうとする傾向がありま

す。「手が震えたらどうしよう」「顔が赤くなったらどうしよう」と不安になるあまり、人前で話すことを意図的に避けてしまうのです。しかし、そのままでは人と接するだけではなく、職場に行くこと自体がストレスになりかねません。

　そのような事態を避けるためにも、まずはまわりの人と慣れることからはじめてみると良いでしょう。単純接触の原理を利用して、お互いの好感度を上げていくのです。

　**単純接触の効果を高めるには、人に挨拶をしたり、会釈したりすることが有効**です。毎日のように会釈や挨拶を交わすことで慣れが生じ、お互いに親近感を覚えます。無理をして「しっかり話さなければ」と思う必要はありません。大切なのは、できるだけ相手と顔を合わせる回数を増やすことです。

　これは、職場の外でも同じことがいえます。最初は取引先で相手にされなくても、粘り強くコンタクトをとり続けるうちに、相手が心を開いてくれることもあるのです。

　2020 年からのコロナ禍のように、直接顔を合わせられない状況が起きたとしても、ほかの方法によって好感度は上げられます。たとえば、メールや電話、手紙などでも問題ありません。週に一度よりも、こまめに連絡を取るほうが親しみを持ちやすくなります。「ありがとうございました」といった当たり障りのない内容でかまわないので、お互いのやり取りがスムーズになるまで続けることです。

　ただし、何事もやりすぎは禁物。連絡を取りすぎると相手から「くどい」と思われますし、負担にならない程度の接触を心がけ、お互いに少しずつ慣れていきましょう。

## 食事をともにすると
## 商談がスムーズに進みやすい

　アメリカの心理学者グレゴリー・ラズラン博士は「おいしい食事をともにすると、相手に好印象を与えられる」と提唱しました。この心理作用を利用した交渉術が、「ランチョン・テクニック」です。

　この**ランチョン・テクニックとは、食事をしながら商談や交渉を進める手法**のこと。政治家や経営者が会食で話し合うのはランチョン・テクニックの効果を狙った最たる例といえるでしょう。

　そもそも食事は、人に幸福感をもたらす行為です。食事を食べることで、幸せホルモンのセロトニンが分泌されます。セロトニンの働きでポジティブな気分になり、相手を好意的に受け入れやすくなるのです。

　さらに「連合の原理」の働きにより、おいしい食事をともにすると相手に対する親近感が増します。連合の原理とは、本来は関係のない物事を関係のあることと錯覚してしまう心理作用を指す言葉。おいしい食事と幸せな気持ちが結びつき、その場にいる話し相手や話題に対しての好感度も高まるのです。

　ビジネスの場では会食で商談を進める場合もあるはず。そんなときはこのテクニックを思い浮かべてみましょう。

　またランチョン・テクニックは、仕事の場だけでなく初対面の人と親しくなりたいときにも使えます。さらには、好きな人とデートをするときにも有効です。相手の好みに合うような料理を出すお店なら、ランチョン・テクニックの効果はアップします。楽しい食事のひとときにより、今後の人間関係を築いていきましょう。

## ランチョン・テクニックが活用される場面

### ①政治での交渉

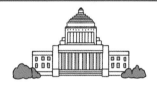

政治家が秘密厳守の話し合いをする場合、料亭を選ぶことが多い。秘匿性を保つほか、相手と打ち解ける目的もある

### ②外交でのおもてなし

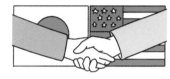

外交手段として晩餐会を開くのも、食事をしながら親密な関係を築くため。国際会議の後には、晩餐会が予定されることが多い

### ③ビジネスでの商談

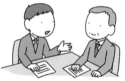

取引先との距離を縮めたいとき、接待の形で食事をするのは「ランチョン・テクニック」の効果を狙ったもの

### ④恋愛でのデート

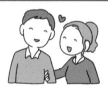

初デートでおいしい食事を出すレストランに誘うと、好感を得やすい。食事中には、次のデートの約束を取りつけやすい

---

POINT

# 相手に慣れるには
# 何度も顔を合わせることが大切

# ミラーリングを
# 用いて人に慣れる

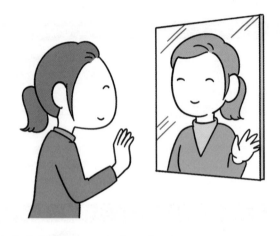

## 人間は自分と似ている人にも
## 好感を抱く

初対面の人に会ったとき、あなたはどのような人ならすぐに打ち解けられるでしょうか。人は、自分と共通点の多い人に好感を抱く性質があります。たとえば、出会って間もない人と会話をしていて、年齢や出身地などが一緒だとわかったとたんに親近感が湧いた、という経験はありませんか？

このように、自分と似た性質を持つ人に惹かれる心理現象を「類似性の法則」と言います。この法則は、相手との間に共通点が多いほど強く作用するのが特徴です。

社会心理学者のセオドア・ニューカム博士は類似性の法則に関する興味深い実験を行っています。この実験では新しく大学寮に入っ

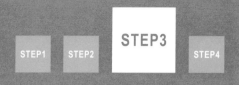

た 17 名が、どうやって友人をつくるのか追跡したのです。入寮の
1 週間後には、近い部屋の人同士が仲良くなっていました。しかし、
入寮して 14 週間がたったころには、部屋の近さではなく、考え方
や価値観の似た人同士が仲良くなっていたのです。

　自分と同じ考え方の人がいるとわかれば「自分の考え方は正しい
のだ」と自信を持てます。**いつも自分の考えを肯定してくれるため、
一緒にいて居心地の良さを感じる**のです。逆に自分の考え方と違う
人は、自分を否定しかねない存在といえます。意見の食い違いから
対立することが多く、お互いに苦手意識を持ちかねません。「類は
友を呼ぶ」という言葉があるように、似たもの同士が自然と集まる
のは類似性の法則が影響しているからなのです。

## ミラーリングをすると
## 好感度が上がりやすい

　人と緊張せず話すためにも類似性の法則をうまく活用したいとこ
ろ。相手との間に共通点が多いと会話が弾みやすくなり、相手が好
印象を持つ可能性が高まります。

　しかし、必ずしも共通点があるとは限りません。いくら探しても、
共通点が見つからないこともあるのです。そのようなときは、「ミ
ラーリング」を活用してみましょう。

　**このミラーリングは類似性の法則を応用したテクニックの 1 つ。
相手を真似ることで相手に親近感を抱かせる方法です。**具体例には、
次の 4 つの方法があげられます。

### ①表情を合わせる

　まずは「表情を合わせる」こと。相手が笑顔で話していたら、こちらも笑顔で話を聞きます。相手が悲しそうにしているなら、一緒に悲しい顔をするのです。表情を合わせることで、相手は「話を聞いてくれているな」「理解してくれているな」と感じ、あなたに親近感を抱くようになります。

### ②話し方や声の状態を合わせる

　次に「話し方や声の状態を合わせる」こと。つまり、話すスピードや声のトーン、大きさなどを相手に合わせるのです。これは「ペーシング」と呼ばれるテクニックで、いわば「会話版ミラーリング」といっても良いでしょう。相手が早く話す人であれば自分も早く話し、相手の声がいつもよりワントーン高くなっていたら、あなたも少し高めの声で話します。人は話すスピードやトーンなどが似ているほど「この人とは話しやすいな」と思うもの。すると2人の間に一体感が生まれ、会話が弾みやすくなります。

### ③しぐさや動作を合わせる

　続いて「しぐさや動作を合わせる」こと。相手が飲み物を飲んだら自分も飲む、相手がうなずいたら自分もうなずくなど、さり気なく相手の動作を真似します。わざとらしく見えないよう、タイミングをずらしたり回数を絞ったりして自然に真似しましょう。

### ④姿勢を合わせる

　最後に「姿勢を合わせる」ことです。会話をしているときに相手が身を乗り出したら自分も身を乗り出す、相手が楽な体勢をとれば自分も姿勢を楽にするなど、相手を観察しつつミラーリングを行い

ます。

　ただし、ミラーリングのしすぎには注意が必要です。当たり前か
もしれませんが、相手の言動を頻繁に真似ると、相手の目には不自
然に映ります。馬鹿にされているのかと感じ、相手から警戒されて
しまうかもしれません。相手が気づかない程度に、さりげなくミラー
リングを行うことが大切です。

## ミラーリングを行う4つの対象

### ①表情

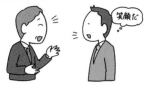

相手が笑顔なら一緒に笑顔をつくり、相手が悲しそうなら同じように悲しい顔をする。表情を合わせることで、相手は親近感を抱く

### ②話し方や声の状態

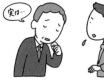

話すスピードや声のトーン、大きさなどを相手に合わせる。話すスピードやトーンなどが似ているほど、話しやすいと感じる

### ③しぐさや動作

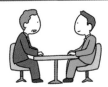

相手が飲み物を飲んだら自分も飲む、相手がうなずいたら自分もうなずくなど、動作を真似る。不自然に見えがちなため回数には注意が必要

### ④姿勢

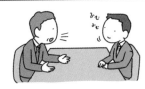

相手が身を乗り出したら自分も身を乗り出す、相手が楽な体勢を取れば自分も姿勢を楽にするなど、相手に親近感を与える

## ミラーリングの実験で
## 好感度が上がると証明された

　ニューヨーク大学の心理学者ターニャ・チャートランドとジョン・バー博士がミラーリングに関する実験を行っています。

　この実験は、初対面の2人で2つのペアをつくり、相手に対する好感度の変化を調査したもの。チャートランド博士とバー博士は、参加者のうち1人だけに相手の動きを真似するよう指示し、それぞれのペアで話し合いをさせました。話し合いが終わった後、相手をどう思ったかヒアリングを実施。その結果、相手を真似するよう指示したペアのほうが、なにも指示しなかったペアよりも相手への好感度が高かったことが判明しました。

　話し合いのとき、相手を真似するよう指示したのは1人だけです。真似された参加者は、その事実に気づいていません。相手に真似されることで、無意識のうちに相手のことを好意的に捉えていたと考えて良いでしょう。この実験により、**ミラーリングは人間関係の構築にプラスの効果を及ぼすということ**が証明されたのです。

## 合わせて使いたい
## バックトラッキング

　ミラーリングを理解したうえで、会話に活用してみましょう。これまで説明したように、会話中は相手の動作や話し方などをさりげなく真似します。感情や話すペース、声のトーンなどが似ていると、それだけで相手は話しやすく感じるもの。相手が楽しそうに話していれば、こちらも声のトーンを少し上げ、笑顔で話すようにします。

　もし相手が悩みを打ち明けているなら、こちらは声のトーンを少し抑え、真剣な表情で話に耳を傾けるのです。そうすることで、自分も同じ感情、気持ちであることを相手に伝えられます。

　相手の言葉をそのまま返すのも有効です。これは「バックトラッキング」というテクニックで、日本語でいうところの「オウム返し」にあたります。たとえば、相手から「実は会社で嫌なことがあってさ」と言われたら「嫌なことがあったのですね」と返すのです。相手の言葉をさりげなく使うことで、関心を示せます。

　また、言葉の後には「なにがあったのですか？」「大変でしたね」といった一言をつけ加えるのも効果的です。相手は「ちゃんと話を聞いてくれているのだな」と感じ、「もっと話したい」という気持ちになります。事前に相手の趣味をリサーチしているなら、共通点を示すのも良いでしょう。相手が映画好きなら「私も好きなんです」と言えば、自然と会話が広がります。

　ミラーリング、ペーシング、バックトラッキング、というテクニックは、職場や取引先といった仕事の場はもちろん、プライベートの場でも使える方法です。会話が弾めば緊張感も自然と消えていくはず。まずは人と話すことに少しずつ慣れていきましょう。

POINT

## 「ミラーリング」により
## 会話が弾んで好感度も上がる

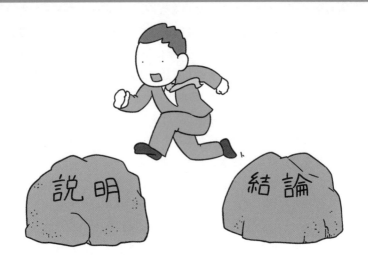

## 相手や場面に合う話し方をしないと
## 話に興味を持ってもらえない

　もし人前で緊張して上手に話したりすることができないのであれば、話し方から変えてみる手もあります。

　たとえば、話すのが上手な人は、聞く人を惹きつける話し方が得意です。商談やプレゼン、あるいはちょっとした雑談の場面でも、わかりやすく物事を伝えます。しかし、話すのが苦手な人は必死で話しているにもかかわらず、中々自分の話に興味を持ってもらえません。なぜこのような違いが起こるのでしょうか。

　そのときに考えられる原因は、次の通りです。

・**要点がまとまっていない**

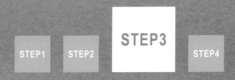

- **情報が整理できていない**
- **話の構成を組み立てられていない**

　本人が要点をまとめられないままでは、ゴールがわからないまま話し続けることになります。「なにを言いたいのかよくわからない」と感じ、相手は疲れてしまうのです。

　一方で話すのが上手な人は、相手や場面によって2つの話し方を使い分けています。それはアメリカの心理学者ハロルド・スポンバーグ博士が提唱した「クライマックス法」と「アンチ・クライマックス法」というものです。

　この2つの方法は、とくに説得や説明をする場面で役立ちます。**自分の話に興味を持ってもらうには、要点を論理的に話すことのほか、相手や場面に合わせた話し方をする必要がある**のです。

## 最後に結論を伝える
## クライマックス法

　1つ目の話し方が、クライマックス法です。この方法では、まず状況や理由などを先に説明し、一番伝えたい重要な結論を最後に伝えます。たとえば「〇〇は△△だから××です」といった話し方です。主語の後に述語が続くため、クライマックス法は日本人にとってなじみ深い話し方といえます。

　こうした結論を最後に持ってくる手法としては、起承転結が有名です。起承転結は、小説や映画などでよく用いられる手法の1つ。ストーリー性のある展開に面白みを感じるため、相手を最後まで話

に引きつけられるのです。

　また、クライマックス法は、次の場合に効果を発揮します。

**・相手との信頼関係が構築されているとき**
**・相手がこちらの話に興味を持っているとき**
**・形式にこだわる場面のとき**

　**クライマックス法は、相手が「自分の話をよく聞いてくれる人」「話に興味を持っている人」である場合に有効**。話に興味がない、話を聞くつもりがないなどの場合には、途中で飽きて結論までたどり着かない可能性があるのです。そのため、気心の知れた人と話す場面や、講演会、スピーチ、面接といった場面に向いています。商談においても、相手がこちらの話に興味を持っている様子なら、結論を最後に伝えたほうが成功するかもしれません。

　冒頭に「ここだけの話ですが」「だれにも言わないでくださいね」などの言葉を加えると、伝えたい言葉が強くなり、相手の期待感が高まります。

　ただし、前述のように自分と相手との間に信頼関係や、Win-Winな関係が築かれているのが前提の話し方になるため、人前で緊張してしまう方には難しいかもしれません。そんなときに有効なのが、次のアンチ・クライマックス法になります。

## 最初に結論を伝える
## アンチ・クライマックス法

　2つ目の話し方がアンチ・クライマックス法です。アンチ・クライマックス法では、冒頭で一番伝えたい重要な結論を述べてしまい

ます。

　たとえば「これは××です。その理由は△△だからです」といった具合に、最初に結論を提示するのです。その後は、理由や具体例などをあげて説明していきます。結論がすぐにわかるため、相手の興味を一気に惹きつけたいときに有効です。

　アンチ・クライマックス法は次のときに効果的に働きます。

- **相手との信頼関係がまだ構築できていないとき**
- **相手がこちらの話に興味を持っていないとき**
- **結論のインパクトが強いとき**
- **時間が限られているとき**

　この**アンチ・クライマックス法は、こちらに興味がない人だけでなく「気が短い人」「合理的に物事を考えたい人」を相手にする場合にも適しています。**それは、結論を先に知ることで、集中して話を聞けるからです。もし最後まで話が続かなくても、とりあえず重要な部分だけは相手に伝えられます。そのためアンチ・クライマックス法は、時間を有効に使いたい仕事の場で好まれる傾向にあるのです。たとえば、プレゼンや商談、会議、広告、テレアポなどの場面でよく使われます。

　人前で緊張したとき、頭の中が真っ白になり、次になにを話して良いのかわからなくなった経験はありませんか？　そんなときはまず結論から話してみるのも1つの手だと考えられます。

　また、相手が興味のなさそうな態度を取っているなら「結論から申しますと」や「実は〇〇という商品が出たのです」などインパクトのある言葉を使って、相手の興味を惹きつけてみましょう。

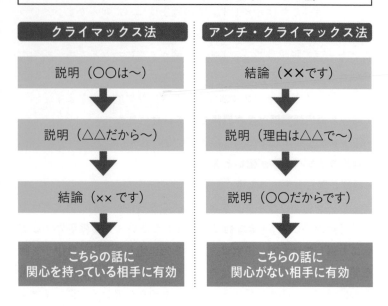

## 2つの方法を組み合わせて さらに効果を高める

　話をするときは、相手の様子や状況をよく観察しクライマックス法とアンチ・クライマックス法のどちらが適しているのか見極めることが大切です。一般的に、論理的に考える男性はアンチ・クライマックス法を、感情を重視する女性はクライマックス法を好むと言われています。しかし、例外もあるため相手が使う話法に合わせると良いでしょう。

　さらに、話が上手な人はこの２つの話法を使い分けるだけでなく、うまく組み合わせています。そうすることで、相手の興味をさらに惹きつける効果があるのです。

　ここで、会話の型を１つ紹介しましょう。話は「結論」「謎かけ導入」「説明」「結論」の流れで進めます。冒頭で結論を伝え、理由を説明したのちに、もう一度結論を述べる話し方です。

　たとえば「結論」で「あなたは目標を達成できます」と伝え、相手の興味を惹きます。次の「謎かけ導入」では、「そのためには守らなければならないことが1つあります」と、もったいぶって結論を補足。そして「あなたは１人で目標を達成しようとしていますよね？　なにもかも単独で行うより、複数人で協力し合ったほうが能率は上がります」と理由を「説明」します。最後は「そこで、協力し合うことを守ればあなたは目標を達成できます」と、もう一度「結論」を述べるのです。この行程を踏むことでクライマックス法とアンチ・クライマックス法の効果を同時に得られます。

　緊張せずに話すだけでなく、会話でのちょっとした工夫で相手の興味を惹く話し方を身につけることも１つの方法なので、少しずつ実践してみましょう。

POINT

# 相手によって話し方を変えれば
# 自分の話に興味を持ってもらえる

# 積極的に
# プライベートな話題を
# 振って打ち解ける

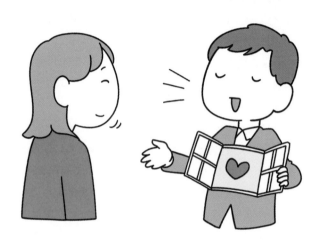

## プライベートな話題をすると
## 信頼関係を築きやすい

　緊張せずに話すためにも相手と仲良くなりたいけれど、なにを話したら良いかわからない。そんなときに有効なのが、プライベートな話をすること。心理学では、自分のプライベートな情報をありのままに伝えるテクニックを「自己開示」と呼びます。具体的には、自分の生まれや趣味、考え、気持ちなどを正直に話しましょう。

　**自己開示は、相手と信頼関係を築くのに欠かせません。**これは、人は初対面のだれかに対して警戒心を抱きやすい傾向があるからです。性格や考えがわからないと、相手を信頼するのも難しくなります。信頼できなければ、有益な話であっても耳を傾けようとは思え

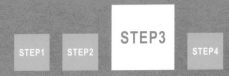

ません。そのため、「自分はこういう人間ですよ」と自己開示して、相手に自分を理解してもらうことが大切なのです。

また、自己開示にはこちらがプライベートな話をすると、相手は「プライベートな話をしてくれたのだから、自分もお返し（返報）しなきゃ」という「返報性」があるため、話がつながっていきます。そうしてお互いにプライベートな打ち明け話を繰り返すことで、少しずつ関係が深まっていくのです。

**自己開示で相手に自分を理解してもらう**

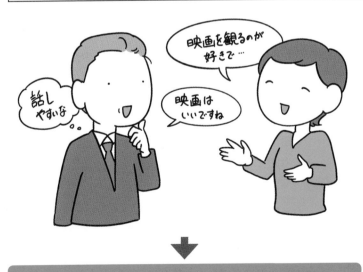

**プライベートを話すと相手が心を開きやすくなる**

## 文脈効果で
## さらに良い関係を築く

　自己開示と組み合わせることで、相手とより良い関係性を築けるのが「文脈効果」です。これは、前後の文脈や状況によって、対象への感じ方が変化することです。

　文脈効果は、物だけでなく仕事やプライベートの場にも活用できます。たとえば、営業の仕事ではさまざまな取引先とつき合わなければいけません。

　取引先と良い関係を築けていない場合は、商談が成功しない可能性もあります。そういった場面で有効なのが、相手にとって親しみのある話を持ち出すことです。

　ニューヨーク大学の心理学者グレーニー・フィッツサイモンズ博士が、空港の待合所に1人でいる人々を対象にある実験を行っています。半分の人に「あなたの友人について教えてください」と聞き、もう半分の人に「あなたの同僚について教えてください」と聞きました。その後「もう少し時間をかけて質問したいのですが、答えてくれますか?」と聞いたところ、「友人」について質問した人たちは52.9%が承諾したのに対して、「同僚」について質問した人たちは18.0%しか承諾しなかったのです。

　この実験により、**自分に親しみのある話題で気分が良くなると、その後の依頼に対しても前向きになりやすい**ということが証明されました。緊張せずに話すためには、雑談で話しやすい状況をつくり、相手が心を開くよう働きかけることが大切です。

## 自己開示と文脈効果を
## 組み合わせてみる

　商談の場を例として、話をするのが苦手なAさんが、取引先の担当者Bさんに自己開示と文脈効果を用いて距離を縮めるにはどうすれば良いでしょうか。

　初対面という状態では関係性がまだ浅いため、まずAさんは、ビジネスの話に入る前に雑談をはじめます。Aさんは「最近、家で筋トレをするのにハマっているのですよ。Bさんは、なにか趣味はありますか？」と質問しました（自己開示）。するとBさんは返報性の法則により「私は最近、よく読書をしていますよ」と返答してきたとします。それを聞き「読書ですか、良いですね。なにかおすすめの本はありますか？」と質問を重ねます。するとBさんは「〇〇という本が面白かったですよ。内容は……」と、少しずつ積極的に話しはじめるのです。

　このように世間話を最初にすることにより場が和み、良い雰囲気のまま本題に入ることができます。

　外部の人と行う商談は、とりわけ緊張しますが、仕事だからと片意地を張らずに、まずは相手と打ち解けることを重視してはいかがでしょうか。

POINT

## 自己開示と文脈効果で
## まずは相手との距離を縮める

# 提案するなら
# デメリットも
# 提示してみる

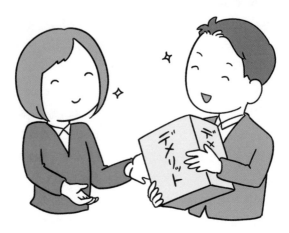

## メリットだけを伝えると
## 提案することに申し訳なさを感じる

あなたは人に提案するとき、どのように声をかけていますか？
たとえば、あなたが友人を食事に誘うとします。多くの人は「おいしいと評判のレストランがあるのだけど、一緒に行かない？」というように提案するのではないでしょうか。

しかし、不安を感じやすい人は声をかけた後で「誘ってしまって悪かったかな」と相手の反応を気にしてしまう傾向にあります。すると「もしかしたら断れなくて困っているかもしれない」と申し訳ない気持ちになり、ますます提案が苦手になってしまうのです。
どんな物事にも、良い面（メリット）と悪い面（デメリット）があります。それは商品やサービスだけでなく、人にもいえることです。

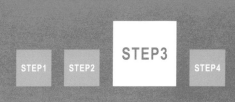

**物事をだれかに提案したり説明したりするときに、メリットだけ伝える方法を「片面提示」、メリットだけでなくデメリットも伝える方法を「両面提示」と言います。**

　提案したことに申し訳なさを感じてしまうのは、あなたが片面提示をしているからかもしれません。先ほどの例では、相手に「おいしいと評判のお店がある」と伝えています。しかし、遠い場所にあったり、行列のため1時間待ったりするお店であればどうでしょうか。相手がその事実を知らないなら、あなたはデメリットを隠していることになります。「隠し事をしている」という心の引っかかりが、相手に対する申し訳なさにつながるのです。

## デメリットも伝えれば 心理的なハードルが下がりやすい

　では両面提示で相手に伝えるには、どうすれば良いのでしょうか。先ほどのお店に誘う例で考えてみます。

　片面提示では「おいしいと評判のレストランがあるのだけど、一緒に行かない？」と伝えました。両面提示に言い換えるなら「人気で1時間並ぶけれど、おいしいと評判のレストランがあるから一緒に行かない？」となります。両面提示は、仕事の場でも活用が可能です。販売の場面であれば「この洗濯機は少し値が張りますが、便利な機能が充実しています」と伝えられるでしょう。

　両面提示は、相手と信頼関係を築けていない場合に有効に働きます。「うまい話には裏がある」という言葉があるように、人は親し

くない相手からメリットばかりを強調されると「なにか隠しているのでは？」と疑ってしまうのです。後でデメリットが発覚すれば、相手は気分を害すだけでなく、あなたに不信感を抱きかねません。

　しかし、メリットだけでなくデメリットも伝えれば、相手は疑う必要がなくなります。あなたも隠し立てせず正直に伝えられるため、提案へのハードルが自然と下がるはずです。また、相手に誠実な印象を与えることになり、相手との信頼関係を築きやすくなります。

　すでに信頼関係がある、あるいは同意することが決まっている相手には片面提示が有効です。相手によって使い分けられれば、自信を持って提案することができるでしょう。

---

### 片面提示と両面提示

**片面提示**

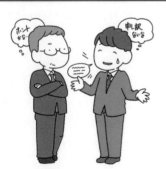

物事のメリットだけ伝える方法。後でデメリットが判明すれば、トラブルに発展しやすい

**両面提示**

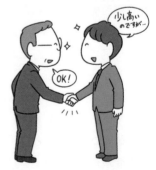

物事のメリットだけでなくデメリットも伝える方法。相手に誠実な印象を与えやすい

## デメリットを言う
## 順番が大切

　両面提示の効果を上げるには、デメリットを言うタイミングが大切です。何事もメリットとデメリットを相手に伝えれば良い、というわけではありません。相手に良い印象を与えられるよう、話し方を工夫する必要があるのです。

　**両面提示を使うときは、先にデメリットを伝えましょう。**前述した例で考えると、「この洗濯機は少し値が張りますが、便利な機能が充実しています」というイメージです。

　人は後に聞いた話のほうが記憶に残りやすい傾向があるため、デメリットを先に伝えることが大切なのです。もう1つ大切なのが、メリットとデメリットに関連性をもたせること。具体的には「少し値段は高いけれど、あの店の出す料理は絶品だよ」というようなことです。デメリットを言うタイミングと関連性を意識して、両面提示を活用しましょう。

　だれかになにかをお願いしたり、提案するときにはどこか申し訳ないと思う気持ちがあるはず。両面提示はその不安を緩和できるうえに、相手に寄り添うこともできるのです。

---

POINT

# 先にデメリットを伝えて
# 提案のハードルを下げよう

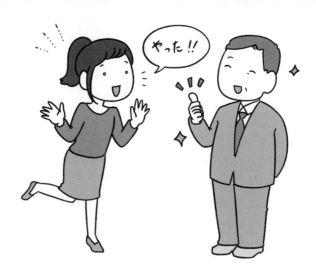

### 自分の気持ちを伝えるには
### 言葉以外のコミュニケーションも大切

　コミュニケーションと聞いて、言葉や文字を使ったやり取りを思い浮かべる人がほとんどでしょう。しかし「目は口ほどに物を言う」という言葉があるように、私たちは言葉だけでなく全身を使いながらメッセージのやり取りをしているのです。

　言葉を使ったコミュニケーションを「言語コミュニケーション」と呼ぶのに対して、表情や声、ジェスチャーなど言葉以外の要素を使ったやり取りを「非言語コミュニケーション」と呼びます。非言語コミュニケーションは、いわば人の五感を活用するコミュニケーション方法といえるでしょう。

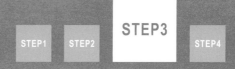

アメリカの心理学者アルバート・メラビアン博士の実験によると、話し手が聞き手に与える印象のうち、言葉が影響している部分は全体のわずか7%であり、残りの93%は非言語の要素であるということがわかりました（メラビアンの法則）。

人は、言葉以外の部分から多くのメッセージを読み取っています。非言語コミュニケーションをうまく活用できれば、緊張してうまく話すことができなくても、声を発する以外の方法でそれを補助することが可能となります。

## さまざまな
## 非言語コミュニケーション

非言語コミュニケーションで意識したいのは、次の3つです。

### ①表情によるコミュニケーション

1つ目が「表情によるコミュニケーション」。たとえば、同僚などから仕事でフォローを受けたときに、パッと明るい表情を見せれば、うれしい気持ちを相手に伝えられます。言葉には出さずとも、表情だけで感情を伝えられることがわかるでしょう。

### ②声によるコミュニケーション

2つ目が「声によるコミュニケーション」。これは言語ではなく、声のトーンや大きさ、テンポなどです。高いトーンで話すと、それだけで明るい印象を与えられます。不満な気持ちを伝えたいなら、声のトーンを下げることです。直接的な言葉を使わなくても、声のトーンで納得がいかない気持ちを示せます。

### ③体の動作によるコミュニケーション

　3つ目が「体の動作によるコミュニケーション」。ジェスチャーやしぐさ、姿勢などが該当します。会話の途中で「うんうん」とうなずけば「話を聞いている」と相手に示すことができ、手を広げたり指をさしたりすれば、よりわかりやすく説明ができるでしょう。ジェスチャーは、言葉の壁がある海外の相手にも有効です。

　非言語コミュニケーションによって、言葉では伝えきれない情報を相手にわかりやすく伝えられます。適切なリアクションで相手に安心感を抱かせ、信頼関係を築くことも可能です。

　また、表情や声のトーンなどから相手の状況を理解しやすくなります。相手の様子から本音を読み取ることができれば、適切な対応ができるかもしれません。

---

**非言語的コミュニケーションの種類**

| 表情 | 声 | 体の動作 |
|---|---|---|

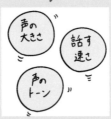

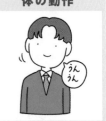

| | | |
|---|---|---|
| 人の喜怒哀楽は、表情にあらわれやすい。言葉には出さずとも、表情だけで感情を伝えられる。これには、視線や目の動きも含まれる | 話し方や声のトーンには、そのときの心理状態があらわれやすい。直接的な言葉を使わなくても、声のトーンで気持ちを示せる | ジェスチャーやしぐさ、姿勢などが該当する。よりわかりやすく説明できるため、ジェスチャーは言葉が通じない異国の相手にも有効 |

## 非言語コミュニケーションを
## 取り入れる方法

　非言語コミュニケーションを取り入れるときは、次の5つを意識しましょう。

- **相手の動きやしぐさを真似する（ミラーリング）**
- **相手の話すペースや声のトーンを真似する（ペーシング）**
- **自分の感情を表情やしぐさで表す**
- **相手の目を見て話すよう意識する**
- **相手の話をうなずきながら聞く**

　ミラーリングとペーシングはPart03で紹介した方法です。また、前述したように表情やしぐさにはそのときの感情が映し出されます。楽しいときには笑顔を見せる、話に興味があれば身を乗り出すなどして、自分の感情を表すと良い印象を与えられるでしょう。さらに、相手の目を見ることも大切です。うつむいたり目をそらしていては、相手に不快感を与える可能性があります。また、相手の話をうなずきながら聞くと、話を理解しようとする姿勢も示せて効果的です。非言語コミュニケーションを取り入れ、話しやすい雰囲気をつくり、より良いコミュニケーションにつなげましょう。

POINT

人前でうまく話せないのなら
非言語コミュニケーションを試そう

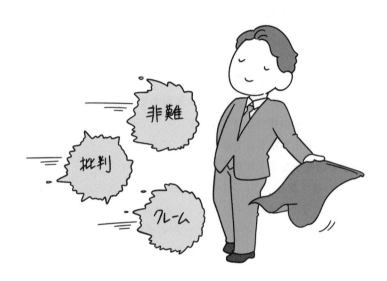

## 話すのが苦手なのは
## ネガティブな感情が原因

人前で話すと緊張してしまう。その原因の多くが、ネガティブな感情からくるもの。そうしたネガティブな感情には、不安や恐怖、焦りなどがあげられます。

たとえば、過去に「プレゼンでどこを読んでいるかわからなくなった」「会議で言葉に詰まってしまった」という経験はありませんか？

そうした経験をすると、改めて人前で話すときに「また失敗するかもしれない」と不安になるため、失敗しそうな状況を避け始めて

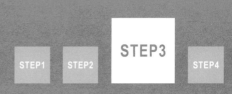

しまうのです。とくに失敗を怒られ「怖い」というネガティブな感情を抱いた場合は、「もう怒られたくない」と身構えてしまいます。

　しかし、販売の仕事をしていれば、お客様からクレームを受けることがありますし、営業の仕事をしていれば、取引先から心ない言葉を投げかけられることもあるでしょう。

　こうした人間関係から起こるネガティブな感情にとらわれないためにも、人から批判されたり怒られたりしたときの対処方法を事前に知っておくことが大切です。

## ゆっくりと話して
## 相手のペースに合わせない

　人から批判されたり怒られたりするのは、だれにとっても気分の良いものではありません。しかし、なにも言い返せずにいればストレスをため込んでいくばかりです。では、実際に人から批判されたら、どう対処すれば良いのでしょうか。

　まず大切なのは「穏やかにゆっくりと話す」こと。人は、無意識のうちに相手のペースに合わせてしまう傾向があります。たとえば、火災報知器が鳴っているときに、まわりの人が慌てて避難しようとしたら、あなたも慌てて出口へ駆け寄ってしまうのではないでしょうか。逆に、みんなが冷静に指示を待っていれば、あなたも「誤作動かもしれない」と冷静に考えられるはずです。

　相手が怒っているときにも、同じことがいえます。批判や非難をするときは、興奮から早口でまくしたてるような口調になりがちで

す。そんな相手に同じように言い返すと、相手はますますヒートアップしてしまいます。相手を落ち着かせ、自分が冷静でいるためにも、穏やかにゆっくりと話すことが大切です。こちらが冷静な態度を貫くことで、相手の気がそがれて攻撃的だった言動もなくなるはずです。批判されたり怒られたりしても、必要以上に自分を責める必要はありません。相手のペースに巻き込まれないよう、落ち着いた対応を心がけましょう。

## 穏やかにゆっくりと話すために
## 覚えておきたい5つの戦術

では穏やかにゆっくりと話すには、具体的にどうすれば良いのでしょうか。心理学者のネルソン・ジョーンズ博士は、相手の批判に対処する方法を5つあげました。

たとえば、自社の商品を買ったお客様から「商品が壊れた！ 不良品なのだから交換してよ！」とクレームを受けたと仮定します。

1つ目が「反射の戦術」で、相手から言われたことを要約して返す方法です。今回の場合であれば「商品が動かないので交換をご希望されているということですね？」と返し、相手の話を受け入れる姿勢を示すことで、相手の怒りが増幅するのを抑えられます。

2つ目が「分散の戦術」で、相手の主張を小さく分散させ、部分的にこちらの非を認めます。たとえば「商品が動かなくなり申し訳ありません。しかし……」と、相手が主張する内容の一部分だけを認めるのです。状況がよくわからないまま、相手の主張をすべて受け入れてしまうのは得策ではありません。主張を部分的に認めるこ

とで、相手の怒りを少しだけゆるめられます。

　３つ目が「質問の戦術」で、「なぜそう思うのか？」と質問して、相手が主張する理由を掘り下げます。具体的には「なぜ商品が壊れたのですか？」と相手に聞きます。親身な姿勢で質問をすることで、相手は「この人は自分の話をちゃんと聞いてくれているな」と安心するのです。相手に考えさせることは、怒りから意識を遠ざける効果があります。ただし「質問を質問で返すな！」と言われないよう、先に反射・分散の戦術を使っておきましょう。

　４つ目が、「延期の戦術」で、即断を避け、決定するまでの時間を引き延ばします。「お話しいただきありがとうございます。社内で検討のうえ、折り返しご連絡してもよろしいでしょうか？」といった対応です。相手の勢いに押されそうなときは、この方法が効果的に働きます。相手の主張に対し、落ち着いて対応するための時間をつくり出すことが大切です。

　５つ目が「フィードバックの戦術」で、相手の様子を評価し、客観的な言葉で伝えます。批判をしている間は、自分の様子を気にする余裕はありません。相手には「お客様のおっしゃることはわかります。しかし、そのような強い言い方をする必要はないのでは？」と伝えると良いでしょう。相手は自分の状態を認識することになり、理性を取り戻す可能性があります。

　お客様のクレームのみならず、上司から仕事でのミスを責められたりしたときには「どうしよう……」と自分を見失ってしまうでしょう。自分の精神状態を保つためにも、この「５つの戦術」を心がけましょう。

## 相手の批判をかわす5つの戦術

つまり
〇〇ということ
ですよね?

### ①反射の戦術

相手から言われたことを要約して返す方法。相手の話を受け入れる姿勢を示すことで、相手の怒りが増幅するのを抑えられる

申し訳ありません
ですが…

### ②分散の戦術

相手の主張を小さく分散させ、部分的にこちらの非を認める方法。主張を部分的に認めることで、相手の怒りを少しだけゆるめられる

なぜ〇〇と
思われるのですか?

### ③質問の戦術

「なぜそう思うのか?」と質問して、相手が主張する理由を掘り下げる方法。相手に考えさせることで、怒りから意識を遠ざける

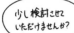 

少し検討させて
いただけませんか?

### ④延期の戦術

即断を避け、決定するまでの時間を引き延ばす方法。相手の主張に対し、落ち着いて対応するための時間をつくり出す

そんな強い言い方を
こなくても…

### ⑤フィードバックの戦術

相手の様子を評価し、客観的な言葉で伝える方法。相手は自分の状態を認識することになり、理性を取り戻す可能性がある

## 傷ついた様子は
## 見せないよう心がける

　批判したり怒ったりしてくる相手には、なるべく傷ついた様子を見せないことが大切です。だれかを批判するときは、どこか居心地の悪さを感じるもの。そのため、こちらが傷ついた様子を見せれば、相手はいたたまれない気持ちになります。自責の念に駆られた相手は「あいつが悪いのだ」「あいつはイヤな奴だ」と思い込むことで、罪悪感から逃れようとするのです。相手の罪悪感が強いほど、さらに激しく攻撃し始めるかもしれません。このように、相手を傷つけたと感じたとき、罪悪感に耐え切れず相手への嫌悪感を増幅させてしまうことを「自責の念による反応増幅仮説」と言います。

　また、相手からチクリと嫌味を言われたときも同じです。「あなたの仕事は楽そうで良いね」と言われた場合は、反論ではなく「どういう意味でしょうか？」と聞き返しましょう。相手は「面倒なことになった」と困惑し、嫌味を言わなくなる可能性があります。

　社会不安障害の原因となるネガティブな感情を、他人からの言動によって抱かないためにも、そうした批判や怒りをかわす方法を身につけておきましょう。

---

**POINT**

# ゆっくり話して批判をかわし、
# ネガティブな感情をやわらげよう

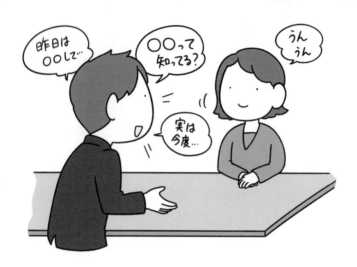

## コミュニケーション上手は
## 聞き上手

　コミュニケーション能力が高ければ話すのもうまい、というイメージを持っていませんか？　しかし、コミュニケーションでは**話す力と同様に、相手の話を理解するための「聞く力」も大切**なのです。

　会話をするときは「自分3：相手7」または「自分2：相手8」の割合で行うのが理想的と言われています。なぜなら人には、自分を認めてほしい「承認欲求」があるから。あなたが聞き手に回ることで、相手は「話を聞いてもらえた」「自分を理解してもらえた」と感じ承認欲求が満たされるのです。人は承認欲求を満たしてくれる相手に好意を抱きやすく、良好な信頼関係につながります。

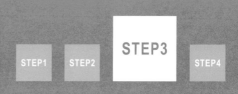

# 聞き上手になるには
# 傾聴力を身につける

　聞き上手になるには、「傾聴力」を身につけるのがなによりもの近道です。これは、相手の話にしっかりと耳を傾ける力のこと。ただし、単に相手の話を聞くだけでは傾聴とは呼べません。**傾聴では相手の話に耳を傾け、気持ちに寄り添いながら、言葉の奥にある真意を理解することが必要なのです。**

　アメリカの心理学者カール・ロジャーズ博士は、傾聴の心構えとして3つの要素をあげています。

### ①受容

　「受容」とは、相手の言葉を一度すべて受け入れること。自分の好き嫌いを基準にして、相手の話を批判したり否定したりしません。「相手はなぜそう考えたのか？」といった理由に関心を寄せ、相手の本音を引き出します。

### ②共感

　「共感」では、相手の立場に立ち「相手からはどう見えるのか」「相手はどう感じるのか」といったことを、相手の視点で理解しようと努めるのです。共感を示すことで、相手が安心する効果もあります。

### ③自己一致

　「自己一致」とは、自分の言動と感じていることが一致している状態のこと。相手の真意を理解するためにも、相手の話がわかりにくければ「どういう意味ですか？」と聞き返します。わからないまま話を進めるのは、自己一致に反する行為といえるでしょう。

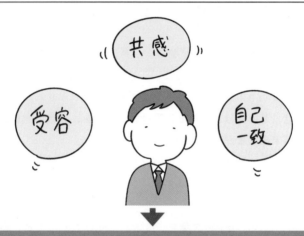

傾聴するために必要な３つの心構え

共感

受容

自己一致

↓

どれも相手への理解力が大切となる

## 傾聴力を高める
## ３つのポイント

傾聴力を身につけるには、次のポイントがあります。

・**相手としっかり向き合う**

・**表情や相づちで理解を示す**

・**相手の話を途中でさえぎらない**

最初は「相手としっかり向き合う」こと。自分の体を相手に向け、顔や目を見ましょう。これは、話を聞く意思があると相手に示すためです。話を聞くときは、無意識の動作にも注意します。腕組みや

足組みをすれば、相手は拒否されたと感じがちです。視線が泳げば、「隠し事をしているのでは？」と不快に思うかもしれません。

　次が「表情や相づちで理解を示す」こと。笑顔でいるのは傾聴の基本ともいえるテクニックです。しかし、ずっと笑顔のままでは、話の内容にそぐわず不信感を与える場合があります。そのため「楽しい話のとき」「真面目な話のとき」「悲しい話のとき」など、話の内容に合わせて表情を変えることが大切です。Part03で紹介したミラーリングを意識すると良いでしょう。

　また、適度に相づちを打つのも有効です。「はい」「わかります」「知りませんでした」などとタイミング良く相づちを打てば、相手は自分の話が受け入れられていると感じ、「もっと話したい」と思い良い雰囲気をつくりだせます。

　最後が「相手の話を途中でさえぎらない」こと。たとえ相手の話が自分とは反対の考えであっても、ひとまず相手の話を最後まで聞ききる姿勢が重要です。話の途中で質問をしたり意見を言ったりすると、相手は不満を感じます。話し終わった後に自分の意見を伝えましょう。

　傾聴では、**必要に応じて話の内容を要約しながら聞くことも大切**です。

　これは「パラフレーズ」と呼ばれる方法で、相手が話す内容を自分の言葉に言い換えます。たとえば「資格試験に合格したよ」と言われたら「資格試験に受かったのですね」と転換するのです。話を聞いていると示せるだけでなく、認識のすり合わせもできます。日頃の会話から意識して、少しずつ傾聴力を身につけましょう。

## セルフモニタリングで
## 相手に合わせて発言する

　聞き上手になる方法には、心理学者のマーク・スナイダー博士が提唱した「セルフモニタリング」もあります。これは、自分の行動や態度を客観的に見つめなおし、調整を行うことです。

　話を合わせるのがうまく、周りの空気が読める人はセルフモニタリング能力の高い人とされています。人からどう思われるかをつねに意識しているため、状況や相手に合わせて柔軟に発言を変えられるのです。

　一方でセルフモニタリング能力の低い人は、自分がどう感じるかを重視しており、周りや相手のことをあまり気にしません。状況や相手に合わせて発言を変えないため、話がうまくかみ合わず、空気が読めない人と思われがちです。

　セルフモニタリング能力を高めるには、自分を客観的に観察することが大切。自分の言動をメモや日記に記録し、「自分はなぜそうしたのか」「自分はどう感じたのか」と自己分析しましょう。すると、どの発言が良くなかったか、次はどう発言すれば良いのかが見えてきます。こうした客観的な観察を繰り返せば、徐々にセルフモニタリング能力が高まっていくはずです。

　仕事の場でもセルフモニタリング能力は役立ちます。たとえば会議の状況を観察しながら、自分にはどういった発言ができるか、どのような行動を取るべきかを考えて行動に移せるのです。そうした準備ができているだけでも、いざというときに緊張せずに話せるかどうか、結果は違ってくるはずです。

## 空気の読みすぎには
## 注意が必要

　セルフモニタリング能力の高い人にも欠点があります。それは、**空気を読めるものの、まわりに合わせて発言を変えるため、八方美人と思われがちな点**です。また「どう思われているのか」と周囲の反応を気にするあまり、精神的に疲れてしまうこともあります。そのため、必要なときにだけセルフモニタリングを使うよう心がけることが大切です。

　とくに、自分の意見を押し通したいときはセルフモニタリングをオフにしましょう。アメリカの心理学者バーデン博士によると、まわりの目を気にする人ほど、他人の思うように扱われてしまう傾向があるとか。つまり「そうですよね！」「私も同じです！」などと合わせてばかりいると、相手にとって都合の良い人間になってしまうのです。

　社会不安障害の人は、自分の意見を通すことに苦手意識を持っているはず。また、コミュニケーションにおいて空気を読むことは欠かせません。しかし、どうしても譲れない場面では、思い切って自分の意志を貫く姿勢も大切です。

POINT

# 意思を伝えるだけではなく
# 傾聴することも大切

# 徐々に自分の意思を
# 表現していく

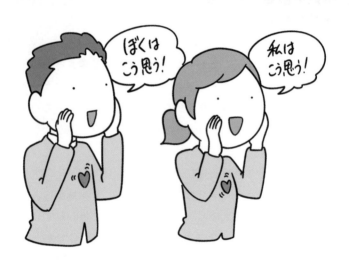

## 自分の意思を伝えて
## 自分を大切にする

　良いコミュニケーションには、お互いの意思を伝え合うことが欠かせません。しかし、社会不安障害の人は自分の意思を主張するのが苦手な傾向にあります。とくに、だれかに要求したり依頼したりすることに対して、強い抵抗を感じるのではないでしょうか。

　だからといって自分の意思を抑え込み、周囲に合わせてばかりいては、自分自身がつらい思いを抱えることになります。そうした状況を避けるためにも、自分の意思をしっかり相手に伝えることが大切です。自分の意思を伝えることは、自分を大切に生きることといっても過言ではないでしょう。

STEP1  STEP2  **STEP3**  STEP4

## 小さなお願いから
## はじめてみよう

　人になにかをお願いするときは、だれでも少なからず気が引けるもの。「こんなことを頼んだら嫌がられるかな」と不安になれば、ますますお願いしづらくなってしまいます。それは、相手にとっても同じことで、大きいお願いは受け入れがたいと感じてしまうのです。

　しかし、そのお願いの度合いが小さければどうでしょう。「ちゃんと日にちを決めて、1時間ぐらい話せる?」と言われるのと「立ち話で良いから、2～3分話せる?」と言われるのでは、後者のほうが受け入れやすいと感じませんか?　このように、**人になにかをお願いするときは、大きなお願いよりも小さなお願いのほうが受け入れられる可能性が高い**のです。

　たとえば、あなたが同僚を飲みに誘いたいと思っているとします。しかし、まだそこまで親しくない相手なら、いきなり「一緒に飲みに行きませんか?」と誘えば断られてしまうかもしれません。そこで大きなお願いから、相手が受け入れてくれそうな小さなお願いに変えてみます。「資料を貸してもらえませんか?」「資料のこの部分を教えてもらえませんか?」とお願いをすれば、相手は「良いですよ」とスムーズに受け入れてくれるでしょう。本来のお願いからは離れているように思えますが、大きなお願いをする前には、小さなお願いを積み重ねることが重要なのです。小さなお願いに「Yes」と答えた後であれば、「今度飲みに行きませんか?」という大きなお願いに対しても「Yes」と言ってもらえる可能性が高まります。

| 大きなお願いの前に小さなお願いを積み重ねる |
| --- |

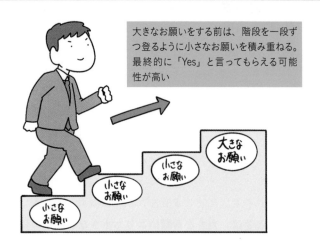

大きなお願いをする前は、階段を一段ずつ登るように小さなお願いを積み重ねる。最終的に「Yes」と言ってもらえる可能性が高い

## お願い事に理由をつけ加えると
## さらに効果的

　人は一度「Yes」と言うと、次の頼みごとを「No」と言いづらくなる傾向があります。これは、**自分の行動や態度に一貫性を持たせたいという心理が無意識に働く**からです。だれでも「あの人って意見がコロコロ変わるよね」とは言われたくないもの。そのため一度でも小さなお願いに応じれば、自分の行動に一貫性を持たせるため、次の大きなお願いにも応じてしまうのです。

　お願いをするときは、なんらかの理由をつけ加えるとさらに効果的。相手は理由を言われると、正当性を感じて了承しやすくなります。理由はどんなものでも構いません。これは「カチッサー効果」

と呼ばれる心理現象です。たとえば「その件についてもっとお話を聞きたいので、今度飲みに行きませんか?」と伝えたとします。それだけで相手に「Yes」と言ってもらえる可能性が高くなるのです。お願いごとが聞き入れられれば、頼むことに対する抵抗感は徐々に和らぎます。小さなお願いと理由づけを意識して、回数を増やしていきましょう。

## 自分の意見を言うなら
## 主語を「自分」にする

　人と話していて「なぜ理解してもらえないのだろう」「中々伝わらないな」と思った経験はありませんか?　中には自分の意見を言った後で、相手の不愉快そうな様子に気がついたという人もいるかもしれません。そうした経験が続けば、自分の意思を伝えることが怖いと感じてしまいます。

　そのようなときは「I(アイ)メッセージ」を心がけましょう。Iメッセージとは**「私は」「ぼくは」と自分を主語にして伝える方法のこと**です。

　あなたは普段、「少し静かにしてください」といった伝え方をしていませんか?　この冒頭には「あなたが」という主語が隠れています。これを「You メッセージ」と言い、相手を責めている印象になりがちな伝え方です。言葉が強くなるため、相手は攻撃や批判をされていると感じてしまいます。

　この言葉をIメッセージに言い換えると「少し静かにしてもらえると、私は助かります」となります。「私は助かる」という気持ち

を伝えているため、相手も責められている気分にはならず、スムーズに聞き入れられるのです。

　相手を褒めるときも単に「頑張っていますね」と言うのではなく、「頑張っていますね。私も見習います」と自分の気持ちをつけ加えると良いでしょう。そうすれば相手に謙遜されることなく、素直に喜んでもらえます。

　日本語は、主語を省略しがちな言語なので、伝え方によって相手が受け取る印象は大きく変わるため、自分の考えを言葉にすることが大切なのです。

## 主語を明確にして思いを伝えやすくする

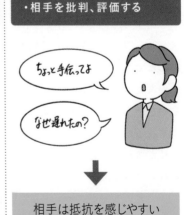

| Iメッセージ | Youメッセージ |
|---|---|
| ・「私」が主語<br>・自分の感情や気持ちを伝える | ・「あなた」が主語<br>・相手を批判、評価する |

手伝ってもらえるとうれしい

遅れたから心配したよ

ちょっと手伝ってよ

なぜ遅れたの?

相手は受け入れやすい

相手は抵抗を感じやすい

## 思いを伝えるのが難しいなら
## 感情を素直に伝えればOK

　「自分の感じていることを言葉にするのは難しそう」と感じるなら、自分の感情を素直に伝えるだけでも問題ありません。**「うれしいです」「寂しいです」「悲しいです」と言葉にするだけでも、相手には気持ちが伝わる**ものです。

　もっとシンプルに気持ちを伝えるなら、「ありがとう」の言葉が効果的です。感謝の気持ちを伝えるなら、以下のようになります。

- **手伝ってくれてありがとう**
- **教えてくれてありがとう**
- **話を聞いてくれてありがとう**

　「ありがとう」は、「あなたが〇〇してくれたので、私は幸せです」と伝える言葉でもあります。相手はそのメッセージを受け取り、うれしい気持ちになるのです。

　何度も繰り返しますが、大切なのは自分の気持ちを素直に伝えること。それは、仕事の場でもプライベートの場でも同じです。「Iメッセージ」を意識しながら、緊張してうまく言葉が出ないときには、自分の意見を伝えるよう心がけてみましょう。

---

POINT

# 「小さなお願い」と「Iメッセージ」で
# 自分の意思をしっかり伝えよう

# コミュニケーションが苦手な病にはどんなものがある?

人前に出て話をしたり、なんらかのコミュニケーションを取ったりすることに抵抗があるのは、社会不安障害を持つ人だけではありません。コミュニケーションを取ることが苦手な人々の病については、世界では研究が進んでいるのです。

代表例の1つとしてあげられるのはASD（自閉症スペクトラム）と呼ばれるものです。もともと自閉症とアスペルガー症候群という項目に分かれていましたが、この2つがまとめられてASDとなりました。

このASDは精神的な病の中でもとくにコミュニケーションを苦手とする発達障害とされており、他人との意思の疎通や、関係性の構築に難を感じてしまうのです。

また、LD（学習障害）と呼ばれる発達障害もあります。これは「読む」「聞く」「話す」「書く」「計算す

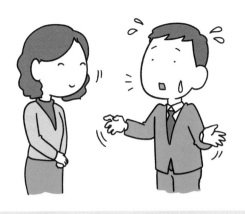

る」「推論する」能力のうち、いずれかを伴う情報伝達を苦手とするため、コミュニケーションを取ることが難しいとされています。

　どちらも、過去の経験が原因となる社会不安障害とは異なり、生まれ持った脳の構造上の問題とされています。一方でどちらも強みを持っており、ASDを持つ人は決まっていることから急な予定変更などへの対応が困難と言われていますが、裏を返せば時間や締め切りをきっちりと守る、会社や学校を休む回数が少ないという長所もあります。

　STEP2でも触れましたが、障害があるからダメではなく、その人の強みを活かしたり、周囲の人々がそれを理解して、適材適所に仕事を進めることが大切になるのです。

## STEP 3

# 理解度チェック

☐ 相手を尊重し、自分も主張するアサーティブな
　コミュニケーションを心がけよう

☐ 顔を合わせる回数を増やすことで人に慣れる

☐ ミラーリングを用いて相手との距離を詰め、
　話しやすい雰囲気づくりをする

☐ 自分の考えを伝えやすくするために、
　結論をどこに置くか考えよう

☐ 相手との距離を詰めたいのであれば、
　まずは自己開示で自分から心を開いてみよう

☐ なにかを提案するときは、デメリットも
　提示すると罪悪感がなく、相手にも伝わりやすい

☐ 無理に話そうとすることはなく、
　ときには傾聴することも大切

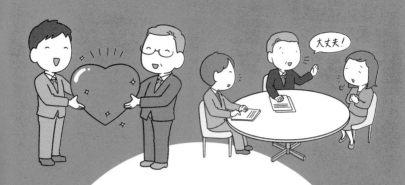

# STEP 4

## あなたがだれかの緊張を緩和したいなら

あなたのまわりの人々の中に、社会不安障害の人はいないでしょうか。もしその人の悩みを和らげたいのであれば、寄り添ってサポートすることが大切です。

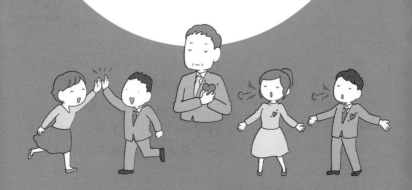

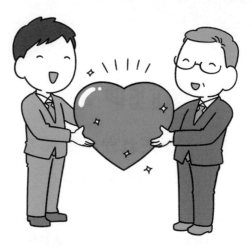

## 不安を減らして働くには
## 周囲の理解とサポートが不可欠

　社会不安障害は、若年層が多く発症するもの。しかし、近年では30代以降に突如として発症するケースが増えています。プレゼンやスピーチをしているときに、緊張して言葉が出なくなった……。そういった仕事中の苦い失敗が、発症のきっかけとなるのです。

　緊張が高まり不安になるのは、程度の差こそあれ、だれにでも起こる反応です。しかし、本人は周りに理解されず、つらい思いをしている可能性があります。そのため、**不安を減らして働くには周囲の理解が不可欠**。もし、あなたのまわりに人前で緊張しやすい人がいるなら、適切なサポートを行い、働きやすい環境をつくっていきましょう。

STEP1　STEP2　STEP3　**STEP4**

## 不安をやわらげるための
## 「ソーシャル・サポート」

　個人に対する周囲からのサポートのことを「ソーシャル・サポート」と言います。家族や友人だけでなく、会社や自治体などが提供する支援や援助も当てはまります。

　ソーシャル・サポートには、不安をやわらげて精神状態を良好にする効果があると言われています。アメリカの心理学者キャプラン博士はソーシャル・サポートを次の4つに分類しました。

### ①情緒的サポート

　1つ目の「情緒的サポート」とは、励ましや応援によって、相手の感情に寄り添うこと。たとえば「頑張っているね」と声をかけたり「大変だね」「応援しているよ」などと励ましたりするのは、「情緒的サポート」にあたります。相手の愚痴を聞き、マイナスな感情をやわらげるのも同じです。

### ②道具的サポート

　2つ目の「道具的サポート」は、物を貸す、手伝いといった物理的なサポートのことです。例としては、資料を提供する、仕事を手伝うといったサポートがあげられます。

### ③情報的サポート

　3つ目の「情報的サポート」とは、相手に必要な知識や情報、アドバイスなどを与えることで「間接的支援」とも呼ばれます。「このプロジェクトは○○さんが詳しいから聞いてみたら」と人を紹介し、間接的に支援するのも「情報的サポート」の1つです。

#### ④評価的サポート

　4つ目の「評価的サポート」とは、その人の考えや行動を肯定的に評価すること。つまり、相手を褒めることです。「いつも助かっているよ」「あなたにお願いしてよかった」などと褒めたり、適切な人事評価を行ったりすることが、評価的サポートにあたります。

#### 4つのソーシャル・サポート

**情緒的サポート**

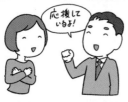

励ましや応援によって、相手の感情に寄り添うサポート。「頑張っているね」と声をかけたり、相手の愚痴を聞いたりすること

**道具的サポート**

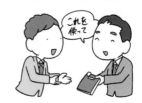

物を貸す、手伝うといった物理的なサポート。問題解決に必要な資料を提供したり、仕事を手伝ったりすること

**情報的サポート**

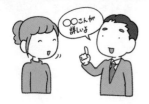

相手に必要な知識や情報、アドバイスなどを与える。問題を解決するのに必要な人を紹介するのも「情報的サポート」の1つ

**評価的サポート**

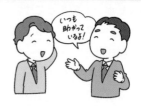

その人の考えや行動を肯定的に評価するサポート。「あなたに頼んで良かった」と褒めたり、適切な人事評価をしたりすること

## ソーシャル・サポートが
## 逆効果にならないよう注意

　ソーシャル・サポートの効果は、個人の不安を和らげるだけでは
ありません。メンバー同士がソーシャル・サポートを提供し合うこ
とで、職場全体のストレス軽減にもつながります。

　ただしサポートをする側は、相手への態度に注意しましょう。「サ
ポートをしてあげる」「同情してあげる」といった態度は、相手に
すぐ伝わってしまいます。そういった態度を感じると、相手は傷つ
き、以降は助けを求めようと思わなくなるものです。

　とくに相手を励まそうとすればするほど、無意識に上からの目線
となってしまいがち。そのためサポートをするときは、**相手の立場
に立ち、自分の態度を客観視するよう心がけましょう**。また、相手
が望んでいないサポートをすると、大きなストレスを与えてしまう
可能性があります。相手としっかりコミュニケーションを取り、ど
ういった場面で不安や緊張を感じるのか理解することが大切です。

　「周囲から適切なサポートを受けられる」という実感自体が、そ
の人にとってのソーシャル・サポートとなります。周りのメンバー
と協力し、適切な環境を構築していきましょう。

---

POINT

## ソーシャル・サポートで
## 緊張しない環境づくりを

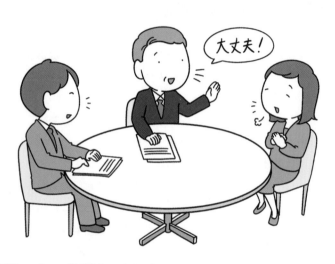

## 緊張しない雰囲気づくりには
## 個人の印象も影響する

　緊張しない雰囲気づくりには、メンバー1人ひとりの印象も影響します。あなたのまわりに「なんだか話しかけにくいな」「ちょっと近寄りがたいな」と感じる人はいませんか?　もしかしたら、あなた自身も周りからすれば話しかけにくい人、または近寄りがたい人と思われているかもしれません。

　そういった印象の人と話すときには、どうしても緊張してしまうもの。必要がなければ、わざわざ話しかけようとは思わないでしょう。そのため緊張しない雰囲気をつくるには、相手に「親しみやすい、あたたかな印象」を与えることが大切なのです。

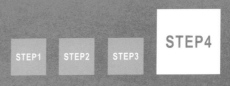

## たった一言が
## その人の印象を決めてしまう

「彼は仕事ができて真面目な人です」という言葉と「彼は仕事ができて真面目で、冷たい人です」という言葉。両方を聞いたとき、後者のほうに「冷たい」印象が強く残るのではないでしょうか。いくら良い特性を並べても、その中に「冷たい」の一言があるだけで、マイナスなイメージを決定づけてしまうのです。このように、人の印象に大きく影響する強い特性を「中心的特性」と言います。

心理学者のソロモン・アッシュ博士は、とある実験を行いました。その実験とは、ある人物の「知的」「器用」「勤勉」といった性格特性をいくつか読み聞かせた後、そこから思い浮かぶ人物の印象を判断してもらうというもの。このとき、グループによって「冷たい」と「あたたかい」の単語を入れ替えています。すると「あたたかい」の単語を聞いたグループは、その人物に対して好印象を持ち、一方の「冷たい」の単語を聞いたグループは、その人物に悪印象を持ったのです。この実験により、「あたたかい」という単語が重視され、全体の印象に影響を与えていることが判明しました。

そのため、**相手に良い印象を与えるには、自分があたたかい人物であるとアピールすることが大切です**。「子どもや動物が大好き」「家族と過ごす時間が大切」など、あたたかい人柄をイメージできる言葉を会話に盛り込むと良いでしょう。相手に「人間的なあたたかみのある人」と印象づけられれば、その後も良い印象を長く持続できるはずです。

| ひと言が印象を決定づける |
| --- |

| 「あたたかい」を入れる | 「冷たい」を入れる |
| --- | --- |

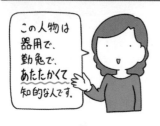

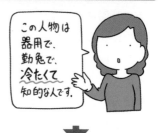

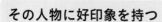
その人物に好印象を持つ

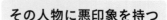
その人物に悪印象を持つ

## 人のうわさ話には
## 気をつけよう

　人は、本人から聞く話よりも第三者を介した情報のほうを信頼する傾向にあります。たとえば「私は真面目です」とアピールするよりも、第三者が「彼は真面目です」と評価するほうが真実味を感じるのです。この心理効果を「ウィンザー効果」と言います。

　心理学者のハロルド・ケリー博士は、大学で興味深い実験を行っています。大学の授業に出席している学生に対して「別の講師が代理で講義をすることになった」と告げ、講師の略歴と人柄が書かれた2種類の紹介文を配りました。本文は「講師を良く知る人によると……」といった間接話法で書かれています。2つの紹介文で異

なるのは、アッシュ博士の実験と同じように「冷たい」と「あたたかい」の記述だけです。講義後のヒアリングで、「あたたかい」と書かれた紹介文を読んだ学生は、そうでない学生よりも、講師に対して明らかに良い印象を抱いたことがわかりました。

この実験は、第三者の情報が、のちに会う講師への印象にどれだけの影響を与えたかを示しています。これにより、うわさ話は非常に大きな影響力を持っているとわかるでしょう。

しかし、いくら自分のあたたかい人柄をアピールしても、他人が部下に「あの人は冷たい人」と伝えてしまえば台無しになりかねません。そういった状況を避けるには、だれに対しても変わらぬ態度で接することが大切です。普段の言動から意識を変えていきましょう。

## 印象を左右する
## ソーシャル・スキル

相手に良い印象を与えるには「ソーシャル・スキル」が欠かせません。ソーシャル・スキルとは、他人と良い関係を築くために必要な技能を指す言葉。言い換えるなら、他人に対する振る舞い方や話し方などです。このソーシャル・スキルが不足していると、周囲とのコミュニケーションに支障が出てしまいます。

ソーシャル・スキルが不足している人は、次のような2つのタイプに分けられます。自分がどちらのタイプに当てはまっているか、一度チェックしてみましょう。

### ・攻撃タイプ

「攻撃タイプ」は、自分の思いを大声で表現してしまうタイプです。

人と距離が近すぎる、自分の主張を相手に押しつけるなどの特徴があります。

**・引っ込みタイプ**

「引っ込みタイプ」は、自分の思いを口に出そうとしないタイプです。人前に立つのが苦手で、発言が必要な場面でも自分を抑えてしまう特徴があります。

このような特徴があると、周囲の人々は良い印象を持ちにくいもの。緊張しがちな人であれば、近づくのを避けようと思ってしまうかもしれません。良い印象を与えるためにもこのソーシャル・スキルを身につける必要があります。

## ソーシャル・スキルは
## コミュニケーションの基本

では一体、ソーシャル・スキルにはどういったものがあるのでしょうか。ソーシャル・スキルには、話し方や表情、ジェスチャーなどの非言語コミュニケーションが該当します。非言語コミュニケーションは、STEP3 で紹介したものです。

具体例としては、以下のような態度があげられます。

**・社内で顔を合わせたときに挨拶をする**

**・相手の目を見ながら話す**

**・相手の話に相づちを打つ**

また、ソーシャル・スキルには、あたたかい言葉かけも含まれます。「褒める」「感謝する」「心配する」「励ます」といった言葉かけも欠かせません。相手の状況や気持ちに合わせ、言葉を使い分ける

力も必要なのです。

　このように**ソーシャル・スキルは、コミュニケーションの基本ともいえるもの**です。社会不安障害を持っていて、緊張しやすいという人が近くにいるのであれば、どのような言動が適切かを判断し、あたたかい雰囲気をつくり出していきましょう。

---

### 相手に良い印象を与える別の方法

#### 第一印象を良くする

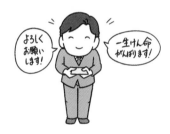

相手から見た自分の評価を上げるには、第一印象を良くします。初対面での好印象は長く継続すると言われています

#### 別れ際の印象を良くする

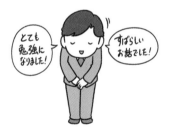

初対面での印象が良くなかったとしても、最後の印象が良ければその人全体の評価が上がると言われています

---

POINT

# ソーシャル・スキルを身につけ
# あたたかい印象を持たせよう

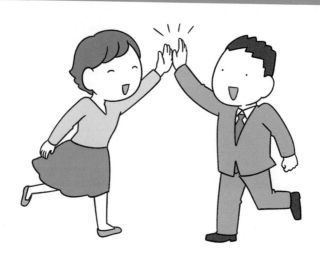

## 褒めることは
## 相手を認めること

　Part01 のソーシャル・サポートでもお話したように、人から褒められれば、だれでも嬉しく感じるもの。「すごい」「素晴らしい」とポジティブな言葉をかけてくれる相手には、自然と好感を抱きます。それは、人から褒められることで承認欲求が満たされるからです。STEP3 にもあるように、人には承認欲求があります。人から褒められると「認められた！」と感じ、やる気や自信につながっていくのです。そのため「褒める」ことは「相手を認める」ことといって良いかもしれません。

　私たち日本人は、褒めるのが苦手だと感じがち。しかしコミュニケーションや人間関係を円滑にするには、適切に褒めることも必要

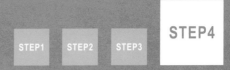

です。上手な褒め方を知り、コミュニケーションに役立てましょう。

## 人の褒め方には
## 4種類のパターンがある

　人を褒めるにも、ただやみくもに褒めるだけではかえって相手の心証を悪くしかねません。そうした事態を避けるためにも、以下の4パターンの褒め方を知ることが大切です。

### ①相対評価

　「相対評価」は、他人と比べて相手を褒める方法。具体的には「〇〇さんより仕事が丁寧だね」といった褒め方です。

### ②絶対評価

　また、相対評価と対になるのが「絶対評価」による褒め方。「あなたは仕事が丁寧だね」といった具合に、他人と比べることなく相手を褒めます。

### ③結果評価

　「結果評価」は、相手が出した結果だけを褒める方法です。「目標を達成して素晴らしいね」といった言葉がこれに当たります。

### ④プロセス評価

　そして、結果評価と対になるのが「プロセス評価」です。相手が結果を出すまでの過程や変化などを褒めます。「コツコツと頑張ってきた〇〇くんの努力が実ったね」といった褒め方です。

　だれかを褒めるときには、大抵この4パターンのうちのいずれかを使っています。

## 人を褒めるときの4つのパターン

### ①相対評価

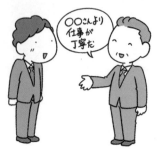

他人と比べて相手を褒める方法。「〇〇さんより仕事が丁寧だね」「チームの中で一番仕事が早いね」という褒め方

### ②絶対評価

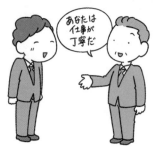

他人と比べることなく相手を褒める方法。「あなたは仕事が丁寧だね」「あなたは仕事が早いね」という褒め方

### ③結果評価

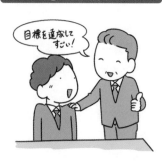

相手が出した結果だけを褒める方法。「目標を達成して素晴らしいね」「結果を出してすごい！」という褒め方

### ④プロセス評価

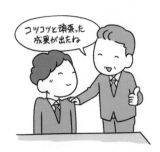

結果を出すまでの過程や変化などを褒める方法。「コツコツと頑張ってきた〇〇くんの努力が実ったね」という褒め方

## 満足度が高いのは
## 絶対評価とプロセス評価

　4パターンの褒め方のうち、あなたはどの方法を多く使っていますか？　この中でも、**褒められた側の満足度が高いのは絶対評価とプロセス評価と言われています。**

　絶対評価は、あくまでその人だけを褒める方法です。相対評価では人と比べられるため、相手は「今回は評価してもらえたけれど、違う人と比べられたら評価が変わるのかもしれない」と疑問に思います。そのため、絶対評価のほうが「本当にそう思ってくれているのだな」と感じられ、自信につながりやすいのです。

　一方のプロセス評価は、相手の行動を観察していなければ褒められない方法といえるでしょう。結果だけを褒められるよりも「ちゃんと見てくれているのだな」と感じられ、いっそうモチベーションが高まります。

　また、人は変化量の大きさに強い影響を受ける傾向があるため「最近の成長は目覚ましいね」「この〇年よく頑張ったね」などと褒められると、大きな喜びを感じるのです。

　もし繊細な部下を褒めるなら絶対評価とプロセス評価を組み合わせて褒めると効果が高まります。「目標を達成できて素晴らしい！コツコツと頑張ってきた努力が実ったね」といった具合に、部下の努力と過程を褒めてあげましょう。ただしいつも同じ褒め方では、相手は「またか」とうんざりしてしまうかもしれません。相手との関係や状況に合わせ、4パターンの褒め方から適切な方法を選ぶことが大切です。

## より効果が高まる
## 褒め方のポイント

　効果的に褒めるにはいくつかのポイントがあります。まず大切なのは、**相手の具体的な行動を褒める**ことです。「頑張ったね」と言うのはだれでもできます。しかし、それでは相手にお世辞や社交辞令と受け取られかねません。どの部分が良かったのかなどを具体的に伝えましょう。たとえば「企画書の表が見やすかった」と褒めれば、相手は「見てくれているな」と実感できます。

　また、**新しい部分を褒める**のも大切です。いつも同じ部分だけを褒められると、相手はそれに慣れてしまうもの。しかし、自分では気づいていない部分を褒められれば、新鮮な喜びを感じます。また、相手が短所だと思っている部分を褒めるのも効果的です。

　緊張しやすい人は「真面目で責任感の強い人」といっても良いでしょう。短所を長所として褒めることで、相手は自信を持ちやすくなります。表面的な言葉では、相手の心に響きません。だれかを褒めるには、普段から周りを観察し、良いところを見つける姿勢が大切です。

## 第三者を介して
## 褒めるのも効果的

　人はいくら褒められても、素直に喜べないことがあります。とくに褒められ慣れていない人は、単なるお世辞と思ってしまうかもしれません。そんなときは本人ではなく、その人に伝えてくれそうな第三者に褒め言葉を言う、という方法が効果的です。間もなく第三

者を通して、本人に「〇〇さんが褒めていましたよ」と伝わること
でしょう。すると本人は「〇〇さんは自分を認めてくれているのか。
もっと頑張ろう」とプラスに考え始めます。

これは、Part02で紹介したウィンザー効果による影響。**人は本
人から直接褒められるよりも、第三者を通じて褒められるほうが、
信ぴょう性が高いと感じるのです。**「褒めてもあまり響かないな」
と思ったときは、この方法を利用してみると良いでしょう。

---

**ウィンザー効果を応用して褒める**

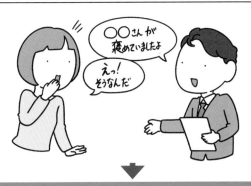

**第三者による評価は、信用されやすい**

---

POINT

## 適切に褒めることで
## 相手に好感を持ってもらおう

# PART 04

# 緊張している
# 相手との会話法

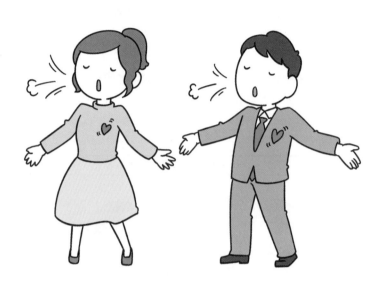

## イエスかノーで答える
## クローズド・クエスチョン

　緊張した状態では、だれでも思っていることを十分に話せません。「ちゃんと話さなきゃ」と意識するほど、ますます緊張が高まり、思いを伝えるのが難しくなります。そのため、まずは相手の緊張をほぐすことが大切です。

　**相手の緊張をほぐすには、自分よりも相手に話してもらう方法**が効果的。コツは、相手に質問をすること。そのために「クローズド・クエスチョン」と「オープン・クエスチョン」という2つの質問

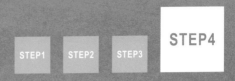

テクニックを活用し、相手から話を引き出しましょう。

　たとえば、いきなり「今日の会議はどうだった？」と聞かれても、緊張していればスラスラとは答えられません。うまく答えられなければ、さらに緊張を強めてしまいます。そのため、最初は答えがイエスかノーで答えられるようなクローズド・クエスチョンを使い、相手に少しでも話してもらうことを優先しましょう。たとえば「会議の資料は作成できましたか？」や「音楽は好きですか？」といった質問がこれにあたります。

　また、クローズド・クエスチョンは、次の場面で有効です。

**・打ち解けていない相手と話すとき**

**・最初に話を切り出すとき**

**・同意を得ながら話を進めたいとき**

　クローズド・クエスチョンでは、イエスかノーと言えば良いため、深く考えずに答えられるのがメリット。最初に答えやすい質問をすることで、テンポ良く会話が進み、相手に安心感を与えられます。その際は、相手の答えを見通し、イエスと答えられる質問を投げかけると効果的です。「良い天気ですね」「そうですね」といった具合に**「質問する→イエスと答えてもらう」の行為を何度か繰り返すことで、さらに話しやすい雰囲気となります。**

　また、回答がイエスかノーのどちらかであるため、曖昧な回答を避けられるのもメリットです。「打ち合わせは次の水曜日で良いですか？」と質問することで、相手の同意を得やすくなります。すると相手は「聞いてもらえた」と感じ、信頼につながっていくのです。

## 自由に答えられる
## オープン・クエスチョン

　一方「オープン・クエスチョン」は、相手が自由に答えられる質問です。先に紹介した「今日の会議はどうだった？」という質問が、これにあたります。

　もし対人恐怖を抱いている人と話すのであればクローズド・クエスチョンで相手の緊張がほぐれてから、徐々にオープン・クエスチョンにつなげていくと良いでしょう。

　オープン・クエスチョンは、次の場面で有効です。

・**ある程度の信頼関係があるとき**
・**相手から幅広い情報を得たいとき**
・**相手の本音を引き出したいとき**

　オープン・クエスチョンでは、イエスとノーといった答えの制限を設けていません。自分の思っていることを自由に話せるため、会話を広げやすいのがメリットです。また「どうしてそう思ったの？」「なぜそうしたの？」などと質問をすることで、相手の本音を引き出しやすくなります。相手の答えに対して質問を重ねれば、より多くの情報を得ることも可能です。

　ただし答えが決まっていないため、相手は「どう答えようか」と考え込んでしまう可能性があります。そのようなときは、相手に焦った様子を見せないよう心がけましょう。**聞き手は、沈黙の時間と相手の答えをしっかりと受け止める姿勢が重要です。**受け止める姿勢を見せることで、相手は心を開き、お互いの関係性が少しずつ深まっていきます。

オープン・クエスチョンとクローズド・クエスチョン

**クローズド・クエスチョンの質問例**

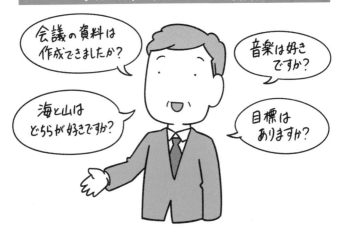

**オープン・クエスチョンの質問例**

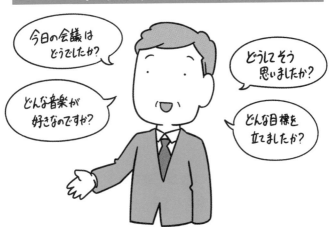

175

## 2つの質問を組み合わせると より打ち解けやすくなる

　2つのテクニックは便利な反面、それぞれにデメリットがあります。クローズド・クエスチョンは答えが限定されているため、どうしても会話が途切れがちです。

　一方のオープン・クエスチョンは「とくにありません」といった答えしか返ってこない可能性もあります。しかし、2つのテクニックを組み合わせて使えば、質の高いコミュニケーションとなるのです。ここで、ある上司と社会不安障害を持ったAさんの会話を例にしましょう。

　上司はAさんに「いつもランチは外へ食べに行っているの？」と聞きました（クローズド・クエスチョン）。「はい、ほとんど外食です」と答えるAさん。上司は「ぼくも同じだな。どんな料理のジャンルが好きなの？」と聞きます（オープン・クエスチョン）。Aさんは「そうですね、洋食が好きです」と答えました。続けて「良いね。昨日は食べに行ったの？」と聞く上司（クローズド・クエスチョン）。Aさんは「いいえ。昨日は行けませんでした」と答えます。上司は「そうなんだ。この近くでおすすめのお店はある？」と聞き（オープン・クエスチョン）、Aさんは「○○というお店がおいしいですよ」と答えました。

　いきなり「おすすめのお店はどこ？」と聞かれると、相手は戸惑いかねません。しかし、会話の流れができていれば、スムーズに答えやすくなります。

　**こうして2つのテクニックを繰り返し使うことで、会話がどんどん広がり、打ち解けやすくなるのです。**

## 非言語コミュニケーションを使うと
## さらに効果的

　質問をするときはSTEP3で紹介したような非言語コミュニケーションをプラスすると効果が上がります。

　「視線を相手に向ける」「笑顔で接する」「ゆっくり落ち着いて話す」「適度に相づちを打つ」の4つからなるものです。質問と同時にこのような態度を取ることで、より効率的に信頼関係を築けます。

　相手と気持ちを通わせるには、視線を相手に向けることが大切です。目を見つめ続けると緊張させてしまうため、顔全体を見つつ、ときどき目を合わせます。その際は笑顔を心がけ、落ち着いた声でゆっくり話すと好感を与えられるはずです。また、適度に相づちを打つことも忘れてはいけません。相手の話に興味を持っていると示すことで、相手は親しみを感じ、より話しやすくなるのです。

　社会不安障害を持つ人は非常に繊細です。ちょっとしたショッキングな出来事でも敏感に感じ取ってしまうのです。ここまで説明してきたようなクローズド・クエスチョン、オープン・クエスチョン、非言語コミュニケーションを駆使して、緊張しない雰囲気づくりを心がけましょう。

POINT

## 質問のテクニックを駆使して
## 相手との関係性を深めよう

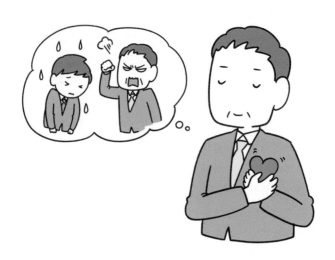

## 叱るときは
## 相手への配慮が必要

　仕事には失敗がつきものです。いままで一度も失敗をしたことが
ないという人は、恐らく１人もいないでしょう。叱られて嫌な思い
をした人も、自分が上司や先輩の立場であれば、部下を注意したり
叱ったりする必要が出てきます。

　しかし、失敗をうやむやにしてしまうと、部下の成長する機会を
奪うことにもなりかねません。失敗の重大さを自覚できなければ、
部下は今後も同じ失敗を繰り返してしまいます。

　相手を叱るときには、それなりの配慮が必要です。とくに社会不
安障害を持つ人ならなおさらです。相手にきちんと受け入れてもら

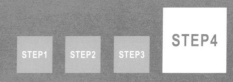

うためにも、叱るためのコツやスキルを身につけておきましょう。

　だれかを叱る前に「叱る」と「怒る」の違いを知っておく必要があります。「叱る」は、失敗した相手を思って注意する行為。一方の「怒る」は、自分の感情を相手にぶつける行為を指します。言い換えると、自分が怒っている事実を相手に知らしめるため、または自分のうっぷんを晴らすための行為ともいえるでしょう。

　それでは、相手を利用して自分が「カタルシス」を得ているだけです。カタルシスとは、自分の感情を吐き出すことで、気分がスッキリする心理現象のこと。叱られる側にとっても、一方的に怒りをぶつけられれば、不満を感じて反発心を持ってしまうので、**相手に受け入れてもらうには、「怒る」よりも「叱る」ことが大切なのです。**

## 上手に叱れる
## かりてきたネコの法則

　では良い叱り方はどのようなものでしょうか。ここでは、上手に叱るコツとして有名な「かりてきたネコ」の法則を紹介します。

**「か」**……感情的にならない

**「り」**……理由をきちんと話す

**「て」**……手短に終わらせる

**「き」**……キャラクターには触れない

**「た」**……他人と比較しない

**「ネ」**……根に持たない

**「コ」**……個別に伝える

### 「か」……感情的にならない

　感情的に接すれば、相手は委縮し、こちらの言葉を受け止められなくなる可能性があります。まずは、自分が部下にどんな点を改めてほしいのかを冷静に考えてみましょう。

### 「り」……理由をきちんと話す

　なぜ叱るのか。あなたには、相手に叱る理由を説明する責任があります。理由がわからなければ、相手はなにが間違っていたのかを理解できません。さらには「叱るのは自分のことが嫌いだからだ」と、相手にあらぬ誤解を与える可能性もあります。

### 「て」……手短に終わらせる

　クドクドと長い時間をかけて叱ってしまうと、相手は「まだ終わらないのかな」とうんざりしがち。大切な内容も伝わりにくくなります。叱るポイントを絞り、できるだけ5分以内に終わらせましょう。

### 「き」……キャラクターには触れない

　相手のキャラクター（性格や人格）は、失敗と直接的な関係はないもの。「君はだらしないから間違うんだ」といった言い方では、相手の反発を招きかねません。あくまで相手の行動や結果といった事実だけを叱るようにします。

### 「た」……他人と比較しない

　「○○さんはできるのに」と他人と比較すれば、相手の自尊心を傷つけてしまいます。奮起させようと思っての言葉でも、相手は自信を失うだけです。もし比較するならば、「前回はできたのに、今回はどうしたの？」と、相手の過去と比べるほうが良いでしょう。

### 「ネ」……根に持たない

「君はいつも失敗ばかりだ。あのときも……」と過去の失敗を持ち出してしまうと、相手は「信頼されていないのだな」と感じます。そのため、過去の失敗を何回も蒸し返すのは避けるべきです。

### 「コ」……個別に伝える

自分が悪いと思っていても、人前で叱られると「恥をかかされた」と感じがち。叱るときは、相手が1人になるタイミングを見計らったり、別室に連れて行ったりして、1対1になるよう心がけます。

叱り方を身につけると、大事な言葉が伝わりやすくなります。

対人不安や赤面不安を持つ人を叱るときには、良い関係性を築くためにも、配慮の姿勢を忘れないようにしましょう。

## 叱るときには
## 期待の言葉をプラスする

叱られるとやる気になるタイプがいる一方で、叱られると自信を失ってしまうタイプがいます。社会不安障害の人の中には、後者のタイプが多いかもしれません。

**心理学では、叱るよりも期待をかけるほうが能力を伸ばしやすいとされています。** この事象は「ピグマリオン効果」と呼ばれ、アメリカの心理学者ロバート・ローゼンタール博士の実験によって実証されました。実験は、教師の期待によって、生徒の成績に違いが生じるか調査するというもの。実験の結果、教師が期待をかけた生徒のほうが、そうでない生徒よりも成績が大きく向上したことが判明したのです。

　ピグマリオン効果が有効なのは、教育の場だけではありません。仕事の場でも応用が可能です。上司が部下に期待の言葉をかけることで、モチベーションが上がり、成績が上がりやすくなります。

　しかし、ピグマリオン効果を意識し過ぎて、部下を叱れなくなっては元も子もありません。前述したポイントを押さえて、たとえば叱った後に「何度も同じ失敗をするな」と言うのではなく「これができるようになったら、もっと成長できるよ」と伝えるのです。その後に期待の言葉をつけ加えましょう。

　ただし過剰な期待は、相手のプレッシャーになります。相手の様子を見ながら、適度に期待の言葉をかけることが大切です。

## ネガティブな言葉を繰り返すと
## 自信を失ってしまう

　ピグマリオン効果と対極的な心理効果が、「ゴーレム効果」です。ゴーレム効果とは、他人にネガティブな言葉をかけ続けることで、その人のパフォーマンスが本当に低下してしまう現象を指します。普段から失敗ばかりしている部下に対し、上司が「君はダメだ」と言い続けたとしましょう。ダメと言われ続けた部下は、「どうせ自分はダメだから……」と思い始め、次第にやる気をなくします。その結果モチベーションが下がり続け、さらに上司から「ダメだな」と思われてしまうのです。

　人は「自分は〇〇だから」と思い込むことで、思い込み通りの行動をとる傾向にあります。これが心理学でいう「自己成就予言」です。たとえば「受験に失敗する」と思い込めば、クヨクヨ悩んで勉強が手に

つかなくなります。その結果、本当に受験に失敗してしまうのです。

　また、態度にも気をつける必要があります。言葉には出さなくても、態度で相手に伝われば同じように影響を与えかねません。

　部下を叱るときは、良い部分をしっかりと評価してフォローしましょう。期待の言葉は、信頼関係の構築につながります。

## 社会不安障害を持つ人に
## 寄り添う

　ここまで周囲に社会不安障害を持つ人がいる方へ向けて、そうした人々とうまくつき合うための方法をご紹介しました。

　とくに若い世代の人々は、多くの人が社会不安障害を持っています。ある企業の調べによると「仕事上で電話に応対したり、自分からかけることへ抵抗があるか」という質問に対し、半数以上の人が「抵抗がある」と答えたのです。スマートフォンの普及から、ラインなどのメッセージ上でのやり取りが増えたことも1つの原因ではありますが、中には電話恐怖症だという人もいるかもしれません。そんな人に「仕事だから」と義務づけて無理に頼むのは避けたほうが良いかもしれません。大切なのは社会不安障害を持つ人に寄り添うことです。

POINT

# 部下を叱るときは
# 期待の言葉を添えよう

## COLUMN 04

# 他人の「お疲れサイン」を見逃さない

ここまでお話してきたように、社会不安障害を持つ人は、非常に繊細な心の持ち主です。そして、人とコミュニケーションを取ることが難しいため、1人で悩み、周囲の人々が気づかない間にストレスをため込み、身体的・肉体的につかれてしまうことがあります。

悩んでいる人のSOSを見逃がし、うつ病になったり、命の危険に陥ったりなど、最悪の事態を招かないためにも、社会不安障害を持っている人の「お疲れサイン」を見逃さないようにしましょう。

この「お疲れサイン」は人によってさまざまあります。たとえば「無表情になる時間が増えた」とか「急に口数が減った」などです。中には「注意亢進」と言って、小さな物音に過敏に反応することもあります。

もし、あなたのまわりにこのような「お疲れサイン」を見

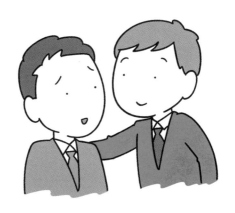

せる人がいたら優しく接するように心がけてみましょう。

ただし「頑張れ！」と励ますのはNGです。悩みに悩んでいる人はすでに頑張っているもの。そこからさらに頑張るように諭されては精神的に参ってしまうでしょう。

実際に、2011年の東日本大震災のあと、励ましのメッセージが日本国内や世界各地から被災地へと届けられましたが、現地の人々は否定的な意見を持つことが多かったようです。

精神的に疲れている人々は、励ましの言葉を受けても否定的に捉えることが多く、かける言葉選びは慎重にならなければなりません。しかし、一貫して言えることは「その人に寄り添うこと」。悩んでいる人が再び元気を取り戻せるようになるまで、辛抱強くサポートをすることが大切ではないでしょうか。

## STEP 4

# 理解度チェック

- □ 周囲の人々からの「ソーシャル・サポート」を
  受けて、社会不安障害の克服を目指す

- □ あたたかい人と思われることで話しやすい
  雰囲気をつくる

- □ 社会不安障害の人に対しては
  「ソーシャル・スキル」を利用して話しかける

- □ 「絶対評価」と「プロセス評価」を組み合わせて
  褒めることで、相手の自己肯定感を高める

- □ 質問をするときは、自由に答えられる
  「オープン・クエスチョン」をメインに

- □ 叱るときは「かりてきたネコ」の法則を意識する

- □ 叱ったあとには良い部分を褒めてフォローする

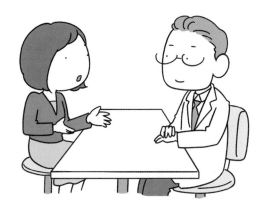

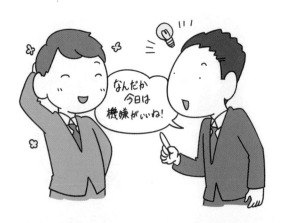

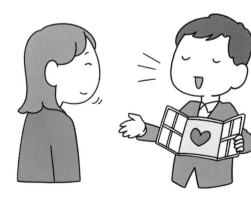

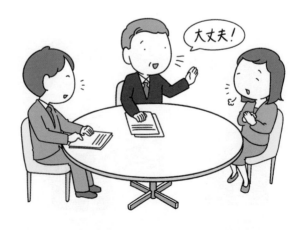

**reference books**
**参考文献**

『お人よしのアナタへ贈る"損をしない"心理術』
ゆうきゆう（著）／アメーバブックス／2006

『「なるほど!」とわかる マンガはじめての他人の心理学』
ゆうきゆう（監修）／西東社／2015

『マンガでわかる! 心理学超入門』
ゆうきゆう（監修）／西東社／2017

『マンガでわかる! 対人関係の心理学』
ゆうきゆう（監修）／西東社／2019

『もうひと押しができない! やさしすぎる人のための心理術:
「言いたいこと」が上手に伝わる』
ゆうきゆう（著）／三笠書房／2019

『マンガ版 ちょっとだけ・こっそり・素早く「言い返す」技術』
ゆうきゆう（著）、Jam（マンガ）／三笠書房／2020

『対人関係療法でなおす 社交不安障害:
自分の中の「社会恐怖」とどう向き合うか』
水島広子（著）／創元社／2010

『自分で治す「社交不安症」』
清水栄司（著）／法研／2014

『社交不安症がよくわかる本』
貝谷久宣（監修）／講談社／2017

『社交不安を乗り越える技術「人前に出るのが怖い」を治す本』
根本橘夫（著）／秀和システム／2016

『精神科医が書いた あがり症はなぜ治せるようになったのか』
木村昌幹（著）／現代書林／2017

**監修**
**ゆうき ゆう**

精神科医。ゆうメンタルクリニック総院長。東京大学医学部医学科卒業後、
2008年にゆうメンタルクリニックを開院。医師業のほか、マンガ原作や心理学
系webサイトの運営など、幅広く手がける。著書に『マンガ版 ちょっとだけ・
こっそり・素早く「言い返す」技術』（三笠書房）、『マンガでわかる心療内
科』（少年画報社）など多数。

**STAFF**

| | |
|---|---|
| 編集 | 木村伸司、千田新之輔（株式会社 G.B.） |
| イラスト | 小野崎理香 |
| 執筆協力 | 高山玲子、土屋みき子、やまもとようこ |
| デザイン | 山口喜秀（Q.design） |
| DTP | G.B.Design House |

## 社会不安障害を学び　緊張しない自分になる

2021 年 6 月 30 日　初版第 1 刷発行

| | |
|---|---|
| 監修 | ゆうき ゆう |
| | ©2021 Yu Yuki |
| 発行者 | 張 士洛 |
| 発行所 | 日本能率協会マネジメントセンター |
| | 〒 103-6009　東京都中央区日本橋 2-7-1　東京日本橋タワー |
| | TEL 03（6362）4339（編集）／ 03（6362）4558（販売） |
| | FAX 03（3272）8128（編集）／ 03（3272）8127（販売） |
| | https://www.jmam.co.jp/ |

印刷・製本　三松堂株式会社

ISBN　978-4-8207-2933-4　C0011
落丁・乱丁はおとりかえします。
PRINTED IN JAPAN